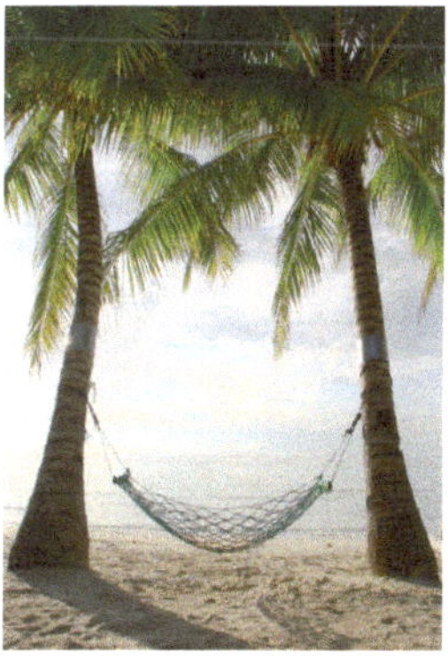

Hans Kreis

*Il grande segreto della piccola*

# pausa (caffè)

tao.de

Hans Kreis
Il grande segreto della piccola pausa (caffè)

Titolo originale:
Das große Geheimnis der kleinen (Espresso-) Pause

tao.de in: J.Kamphausen Mediengruppe GmbH
Bielefeld 2011, info@j-kamphausen.de

# Note

Redazione: Stephanie Ehrenschwendner
Traduzione di Ortrud Hamm
Copertina/pagine interne e illustrazioni: Uwe Müller, Amburgo

1. Edizione 2011
Informazioni bibliografiche della Biblioteca Nazionale Tedesca.
La Biblioteca Nazionale Tedesca elenca questa pubblicazione nella bibliografia nazionale tedesca; dati bibliografiche dettagliate in internet tramite http://dnb.d-nb.de.

978-3-95802-506-6 (Paperback)
978-3-95802-507-3 (Hardcover)
978-3-95802-508-0 (e-Book)

# Indice

**L'Autore** . Pagina 6

**Prefazione** . Pagina 7

Capitolo 1 . Pagina 9

**Il percorso verso il paradiso delle pause**

Capitolo 2 . Pagina 69

**Pausa = Fortuna + Successo**

Capitolo 3 . Pagina 87

**Il segreto delle pause**

## L'autore

*Hans Kreis ha costruito nel giro di pochi anni una delle imprese di maggior successo nel settore delle comunicazioni. All'apice della carriera ha venduto la sua impresa e da allora è diventato un coach richiesto nonché autore di numerosi libri di successo. Il Visions–Coaching da lui sviluppato è orientato verso la forza del desiderio e della consapevolezza, tanto da essere impiegato persino in contesti clinici. Il "professionista delle pause" Hans Kreis, sa perfettamente, non solo per il fatto di aver lavorato con professionisti e manager, ma anche per esperienza diretta, quanto sia importante una piccola pausa per la felicità individuale. Hans Kreis vive e lavora in Italia e in Germania.*

# Prefazione

Poter finalmente ritrovare l'energia perduta, fuggire dalla routine quotidiana immergendosi in una vacanza o addirittura in un anno sabbatico ... chi non conosce il desiderio, di una fuga temporanea, per riprendere fiato e recuperare le forze?

Ma chi si può permettere grandi pause nella nostra vita così frenetica?

Perciò la mia formula magica si chiama: la piccola pausa...che ognuno può permettersi! Perché non si tratta della durata della pausa, ma della sua qualità. Presa nella giusta dose e al momento opportuno, la piccola pausa è il miglior rimedio per recuperare vigore e gioia di vivere.

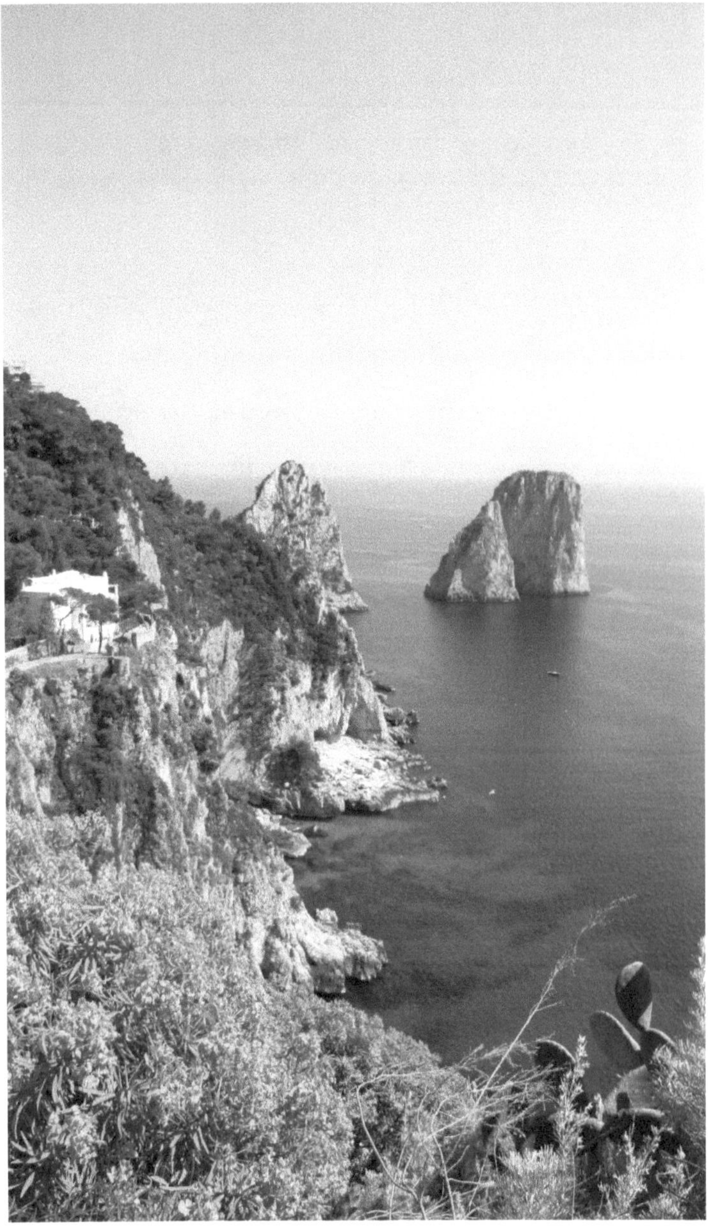

Capitolo 1

# Il percorso verso il paradiso delle pause

**Quando ci si sente stressati, non si è più padroni di se stessi.**

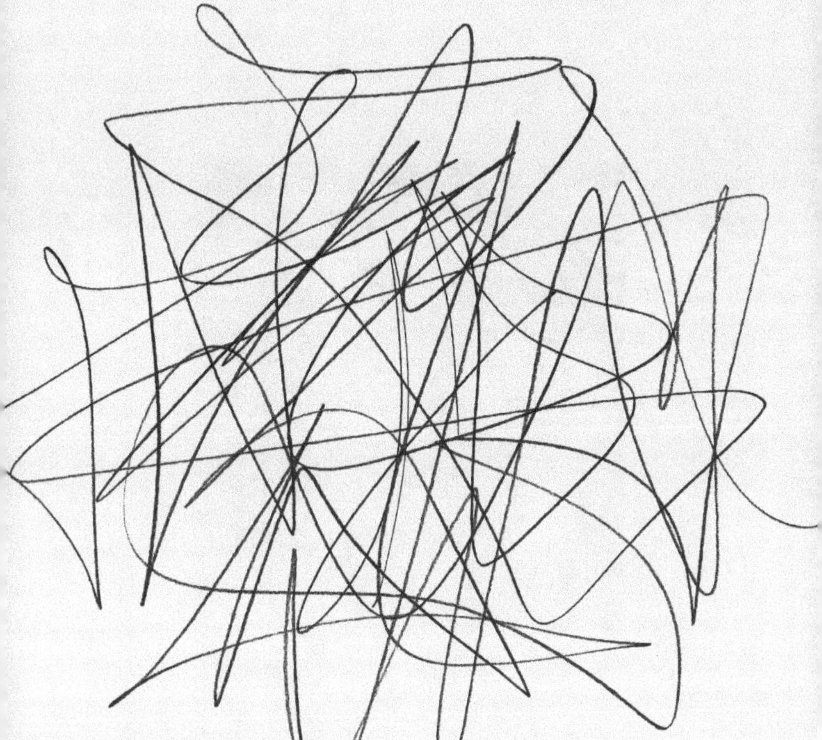

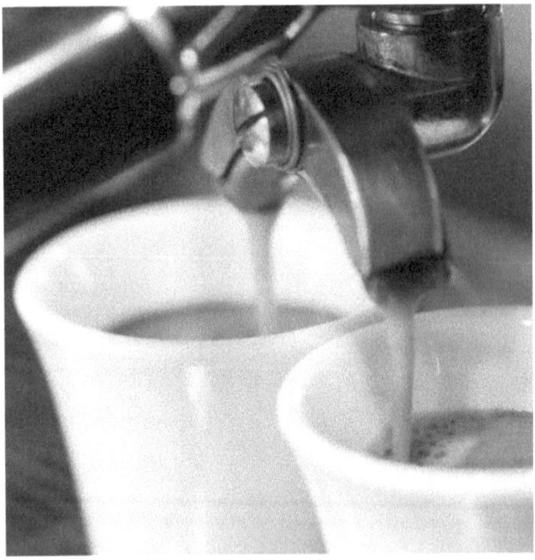

*La soluzione
del problema, come
in tutte le cose
geniali, è semplice.*

*Si tratta del giusto rapporto con ...*

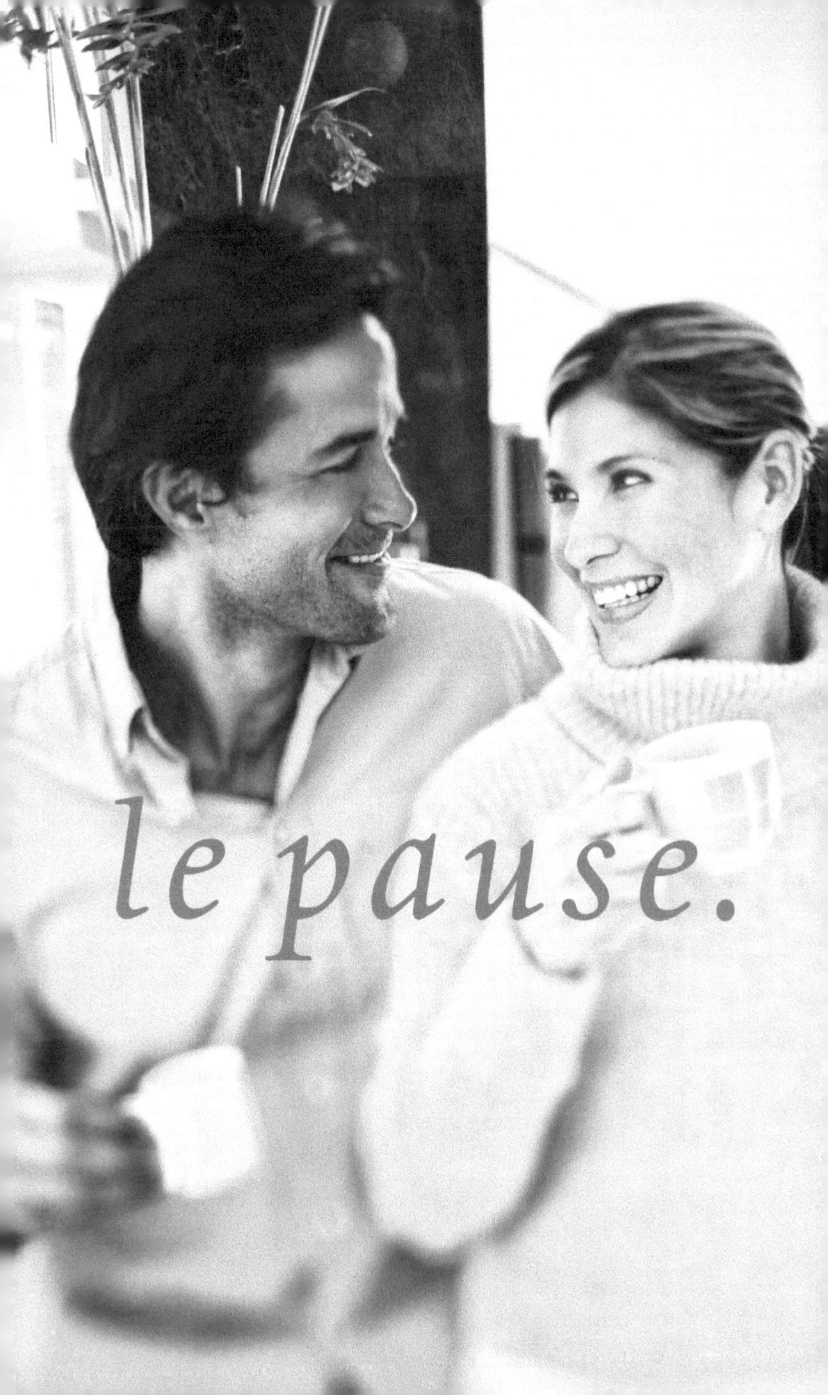
le pause.

## Il percorso verso il "paradiso perduto" delle pause

Solo pochi possono permettersi un anno sabbatico o di percorrere il Cammino di Santiago di Compostela. Ma queste grandi pause non rappresentano l'unico modo per ritrovare l'energia e la serenità perduta.

Il tesoro che gli esseri umani da tempo immemorabile credono di scovare in questi periodi di "assenza", si nasconde non solo nelle lunghe pause ma soprattutto nelle brevi; quelle che ci si prende di tanto in tanto.

**Brevi e rapidi "momenti di stacco" (come una pausa caffè) integrate saggiamente nella vita quotidiana, possono diventare facilmente il Cammino di Santiago di Compostela dell'anima umana stressata o soltanto alla ricerca di serenità.**

*Questo libro vi mostrerà così come trovare più consapevolezza, più gioia di vivere e più salute.*

## Facciamo una pausa, allora!

*"Anche le piccole pause allungano la vita. Prese nelle giuste dosi, esse ci regalano un'esistenza piena di salute, amore e felicità."*

Sembrava facile ascoltarlo dall'autoradio, anche perché quella voce alla radio era la mia. Erano trascorsi un paio di giorni dalla mia intervista all'emittente; tuttavia, constatavo di essere perennemente in giro, tra un viaggio e una conferenza, tra un workshop e un seminario; mi sarei dovuto domandare: "Come faccio a uscire da questo infinito circolo vizioso? Cos'altro potrei fare, se non posso più andare avanti così?"

**Come posso liberarmi dalle mie stesse trappole, le pause appunto, che altro non sono che un diverso tipo di lavoro?**

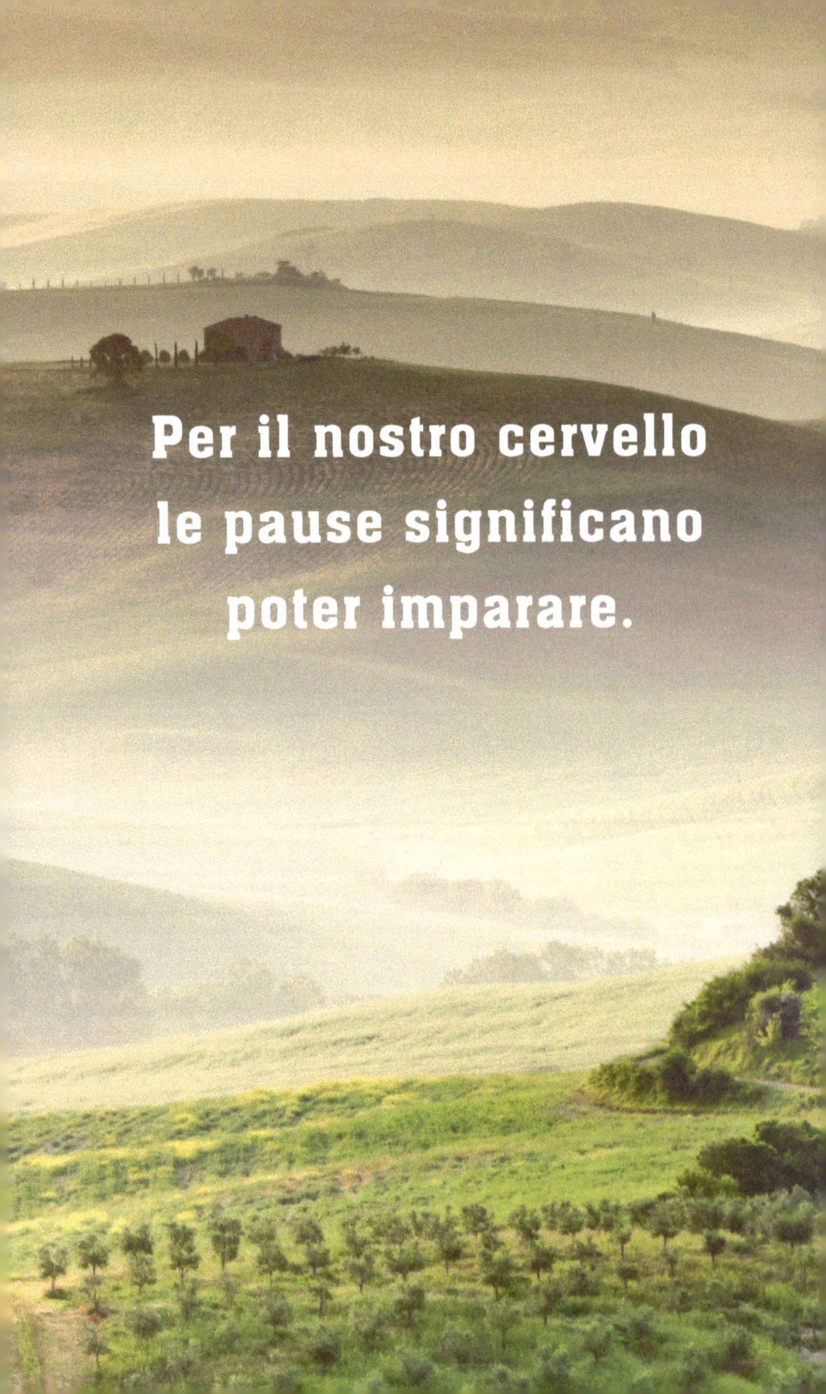
Per il nostro cervello
le pause significano
poter imparare.

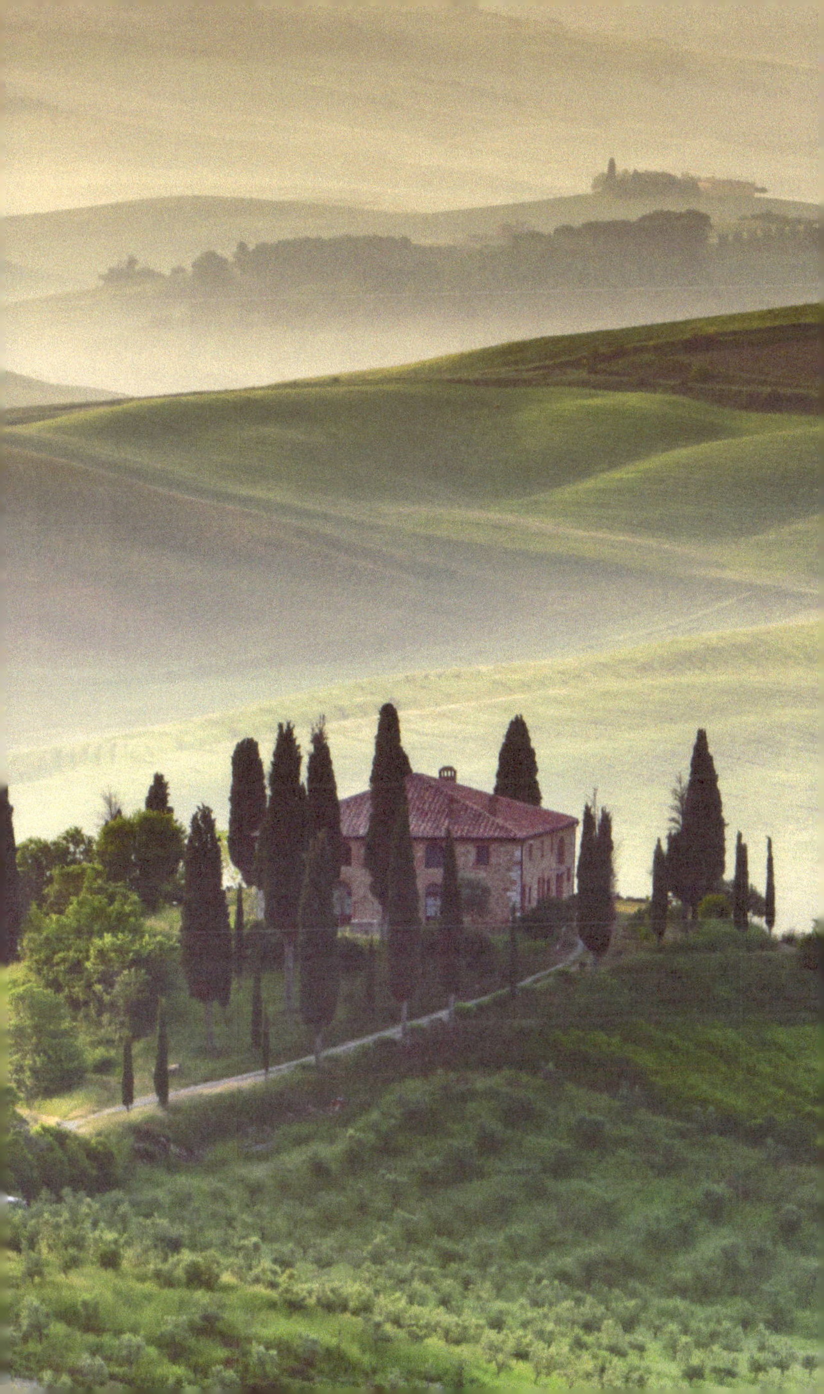

## Scoprire la piccola pausa nella vita quotidiana

Nove persone di successo su dieci lavorano al limite, intrappolati nelle loro crisi di identità. Questo stress ininterrotto costa alla società molti miliardi di euro. Questo stile di vita così frenetico sarà presto insostenibile per tutti noi. Tanti ex manager rimpiangono le loro vite perdute nei corridoi delle cliniche.

"Le forti bufere di neve causano, insieme al traffico di rientro dalle zone sciistiche, caos e ingorghi."

*Sarebbero queste le pause?*

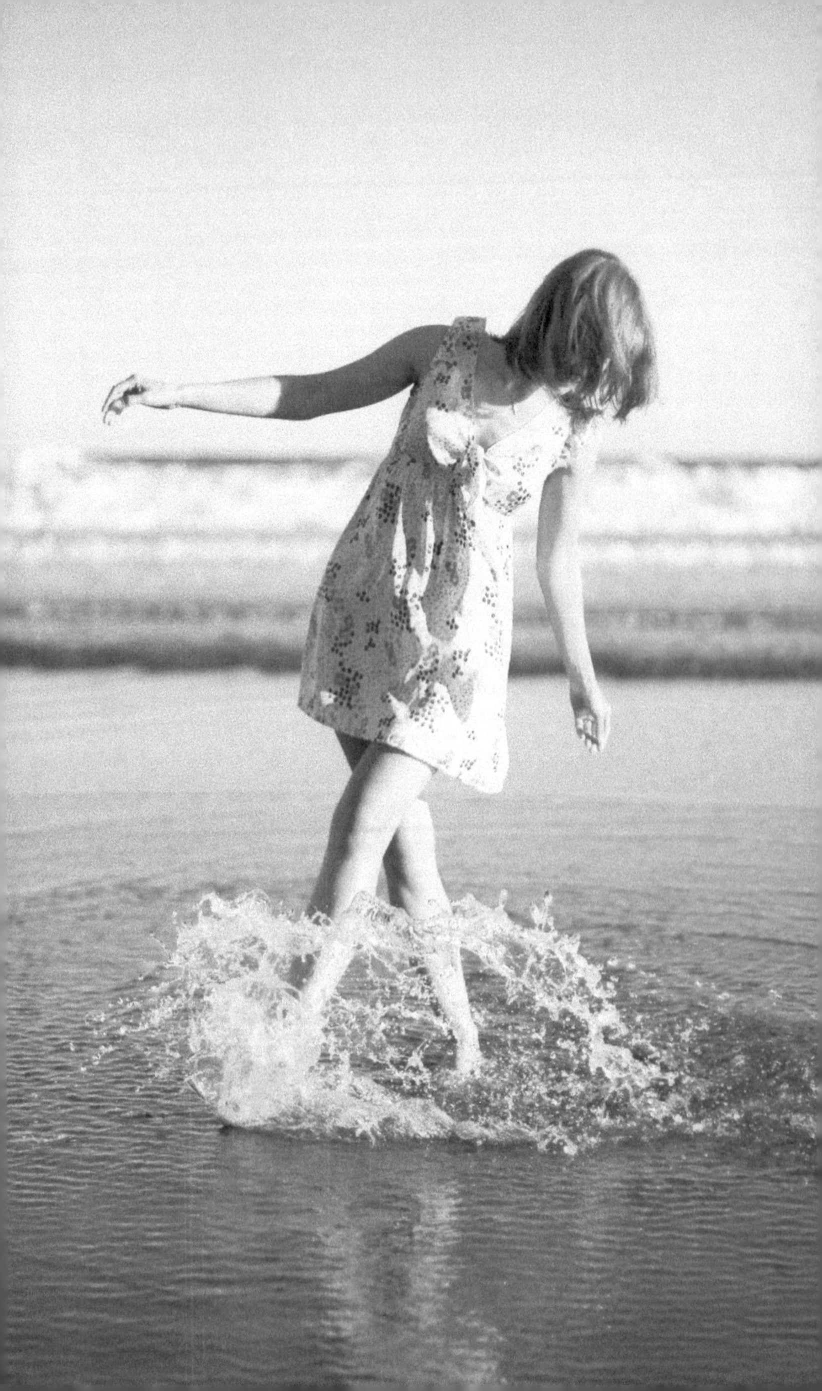

*Oppure le pause dovrebbero essere delle interruzioni, per recuperare le forze, per rendere possibili nuovi pensieri? Questo tempo libero così stressante che ci siamo scelti, rappresenta una possibilità per ricaricare le batterie?*

Pausa n. 1

# Il ricordare

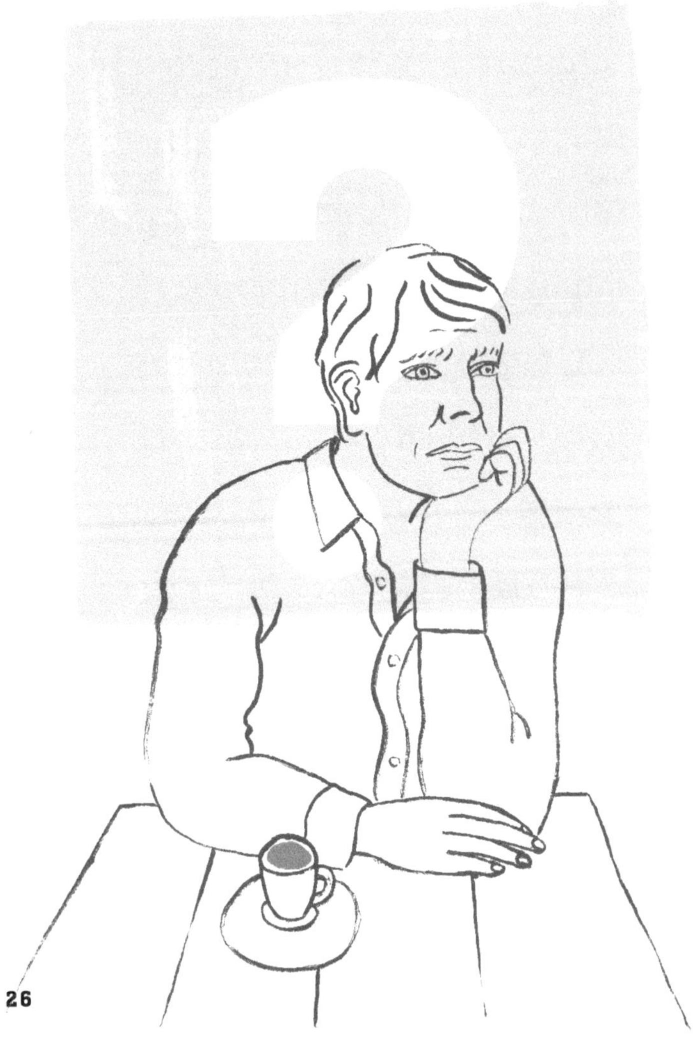

*Prima di continuare la lettura, vi invito a soffermarvi a riflettere per un istante e di ricordare quando avete fatto l'ultima volta una VERA pausa. Dove avete trascorso questa pausa? Quanto è durata? Come vi siete sentiti? Forse potreste ricordarne altre di pause, addirittura alcune che si trovano più lontane nel tempo.*

**Sicuramente alcune che hanno arricchito o addirittura cambiato la vostra vita.**

*Riuscite a ricordarne qualcuna che vi dia la sensazione di esservi perso qualcosa oppure di non aver colto una opportunità?*

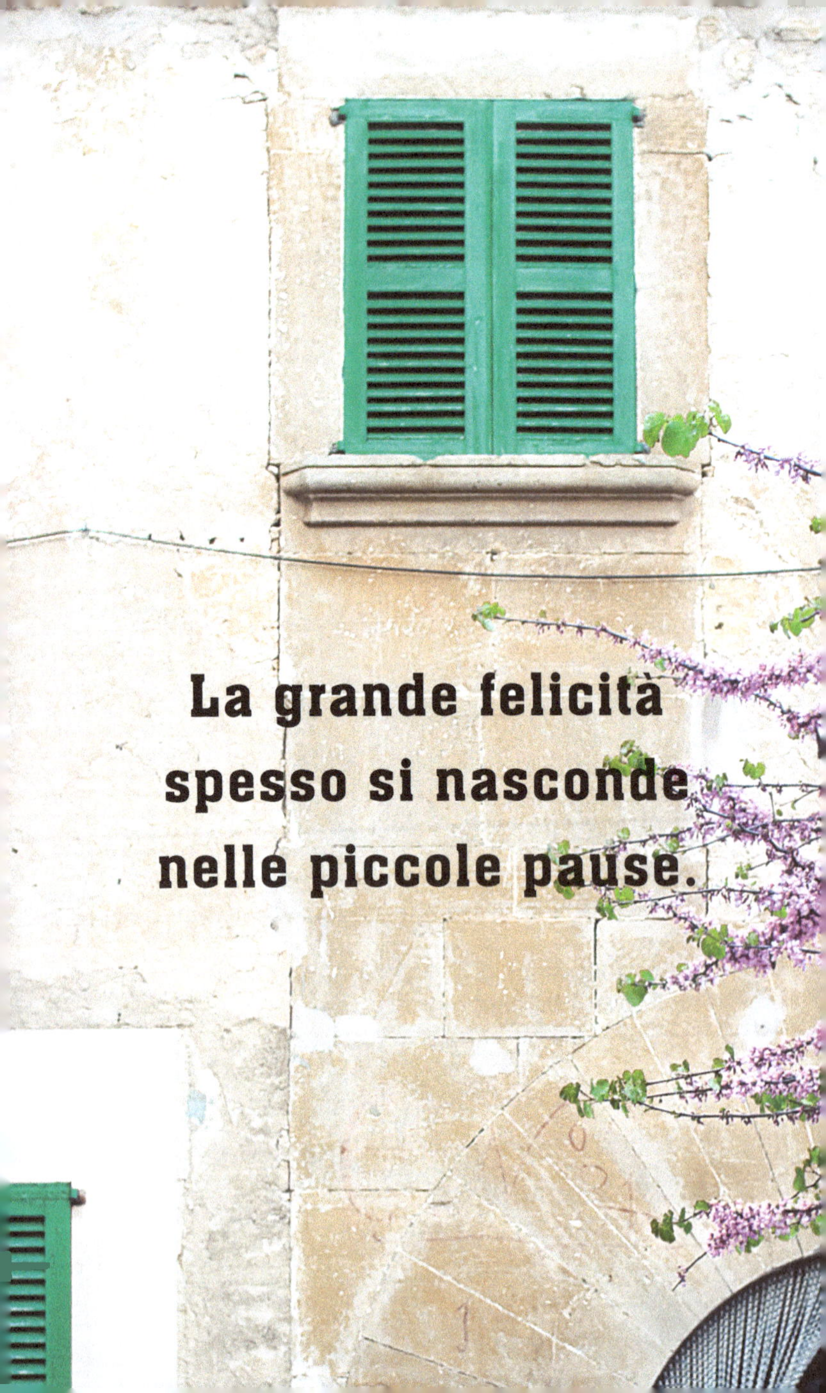

La grande felicità
spesso si nasconde
nelle piccole pause.

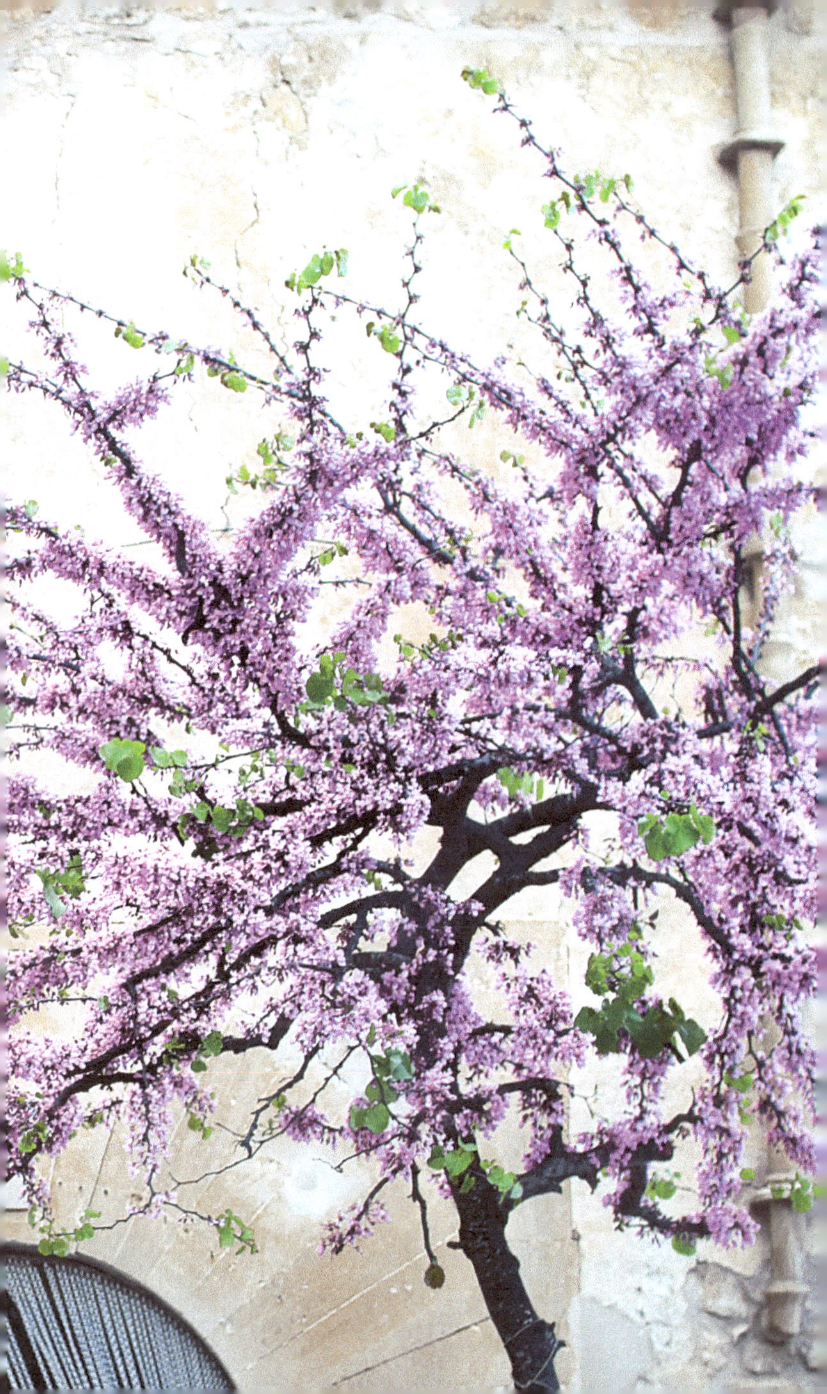

## Il segreto delle piccole pause è antico quanto l´umanità stessa.

Già da piccoli si impara a orientare la vita secondo un orologio interno che scandisce le pause. Quando i neonati ne hanno abbastanza degli eccessi di stimoli di mamma o papà, improvvisamente smettono di giocare.
I piccoli professionisti delle pause rivolgono altrove la loro attenzione in modo spontaneo e voltano le spalle persino alla loro nonna preferita. Si prendono quello di cui hanno veramente bisogno: Tranquillità!

Soltanto tramite questo segreto e profondo equilibrio tra attività e riposo, i neonati si sviluppano, come ha previsto la natura.

Col passare degli anni gli esseri umani perdono questo equilibrio. Il cervello non riesce più ad assimilare immediatamente tutto quello che c'è da comprendere e semplicemente abbandona il lavoro. Solo nelle pause si recupera il lavoro.

**Questo significa che evolviamo veramente solo durante le pause. Abbiamo bisogno delle piccole e grandi pause per diventare quello in cui potremmo veramente trasformarci.**

**In particolare le piccole pause prese di tanto in tanto sono importanti per la nostra gioia di vivere e per la salute.**

*Altrimenti ci ritroveremmo nei panni di qualcuno che riceve continuamente lettere, ma non vorrebbe mai aprire la cassetta della posta.*

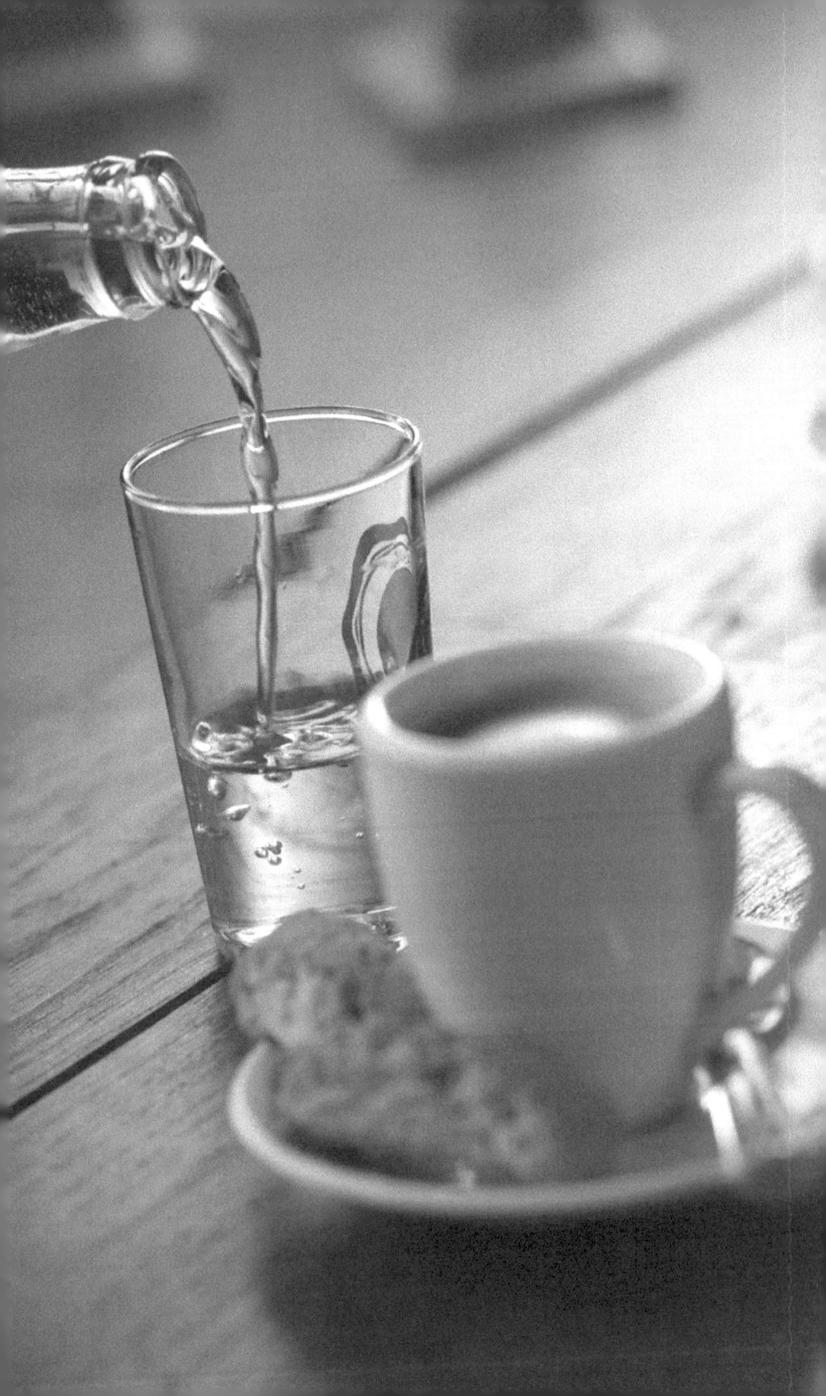

**Chi dedica
tempo alle pause,
in effetti, il
tempo ce l'ha.**

## Come possiamo fare una vera pausa?

Perché, diventando grandi, perdiamo quel personalissimo senso di alternanza tra attività e pausa, pagandone spesso a caro prezzo le conseguenze? Per quale motivo ricadiamo sempre nei soliti schemi, pur essendo ben consapevoli che il nostro stile di vita ci conduce alla catastrofe?

*Come riusciamo a trovare uno stile di vita, che ci renda felici, anche se questo ci appare impossibile?*

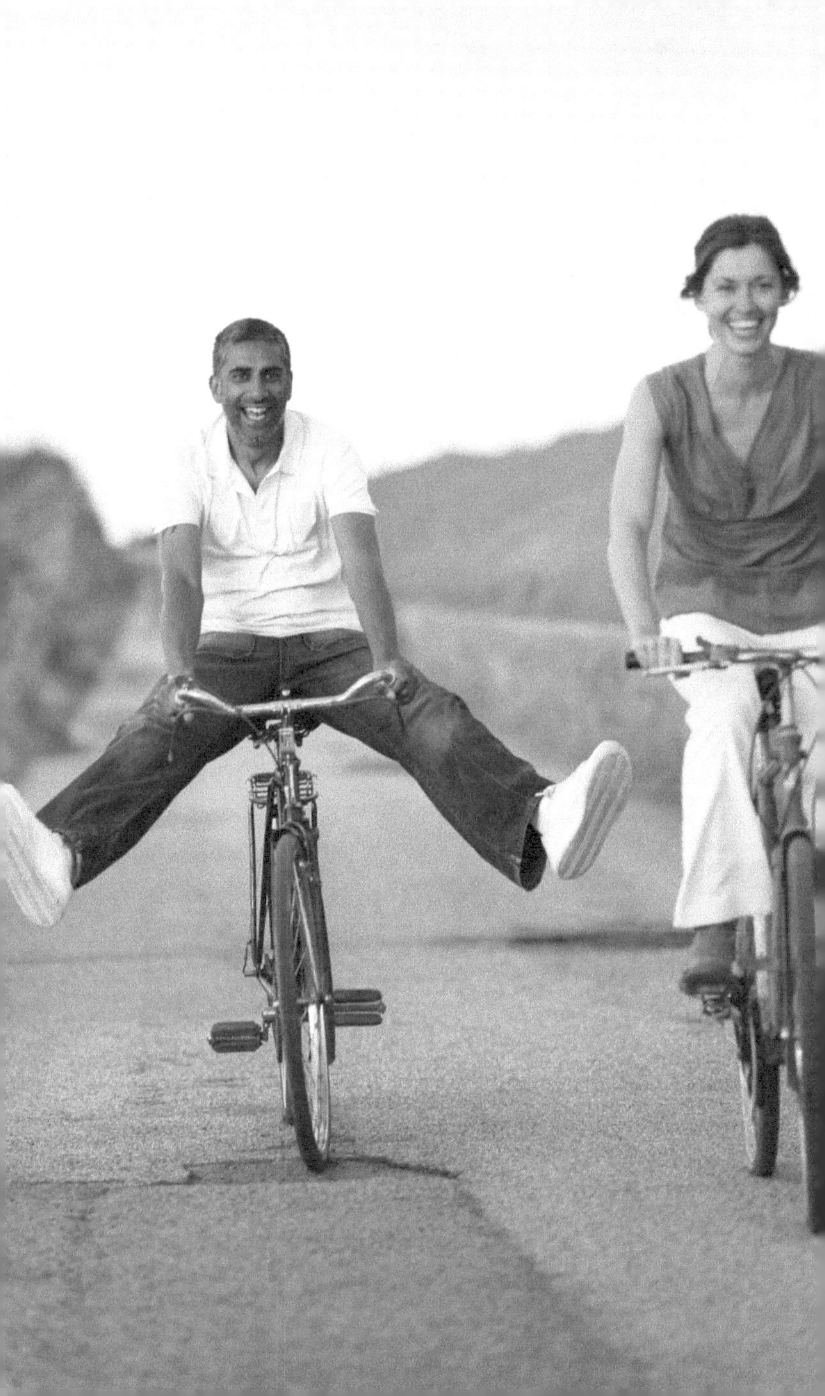

Pausa n. 2

# Il percepire

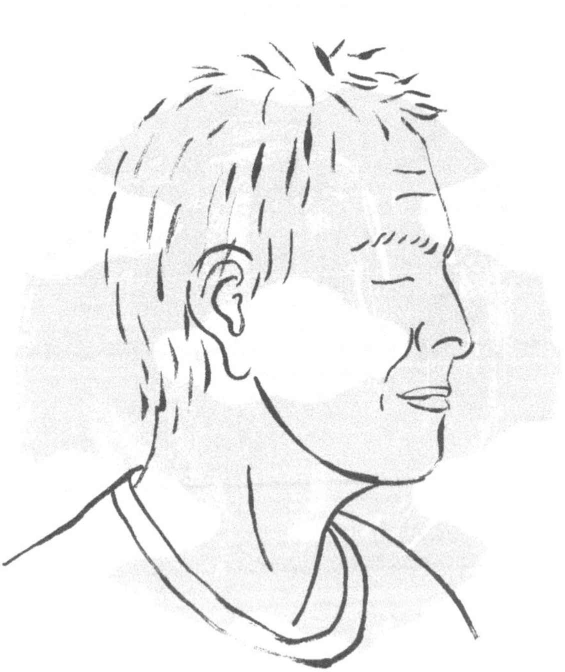

*Inspirare ... **pausa** ... espirare*

**Durante la vostra prossima piccola pausa fate caso alla vostra respirazione. Tra l'espirare e l'inspirare c'è una piccola sospensione del respiro.**

*Riuscite a percepirla?*
*Se no, espirate una volta intenzionalmente, fin quando non percepite la sensazione di essere completamente liberi e pronti per inspirare. Prima di lasciare entrare aria nuova, godetevi quest'attimo prima. Questa è la piccola pausa del respiro.*

*Proprio in questo istante si trova il tempo di recuperare la calma e le forze. Sperimentate questo semplice esercizio durante un discorso, un ascolto oppure un'attesa. Ovunque vi vada bene.*

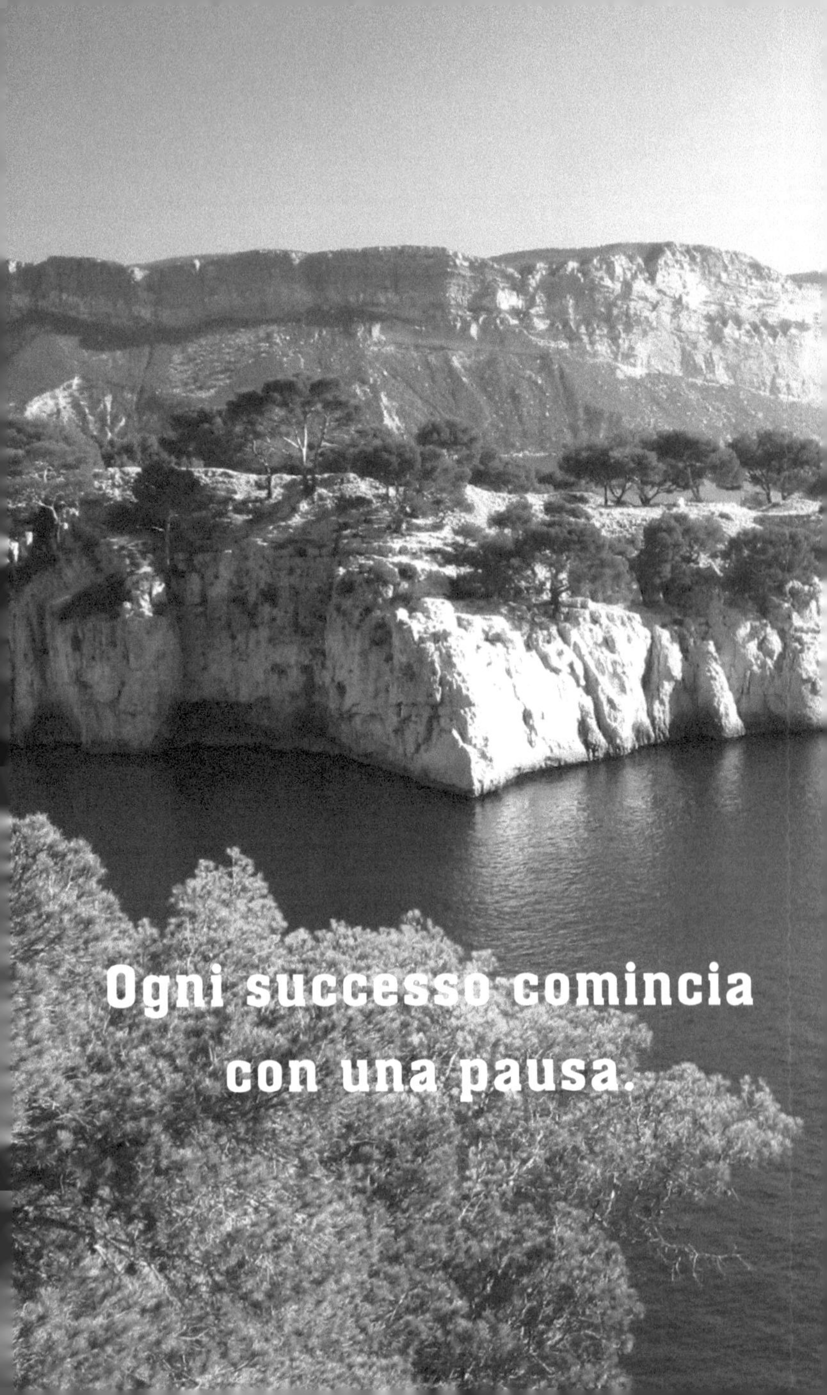
Ogni successo comincia
con una pausa.

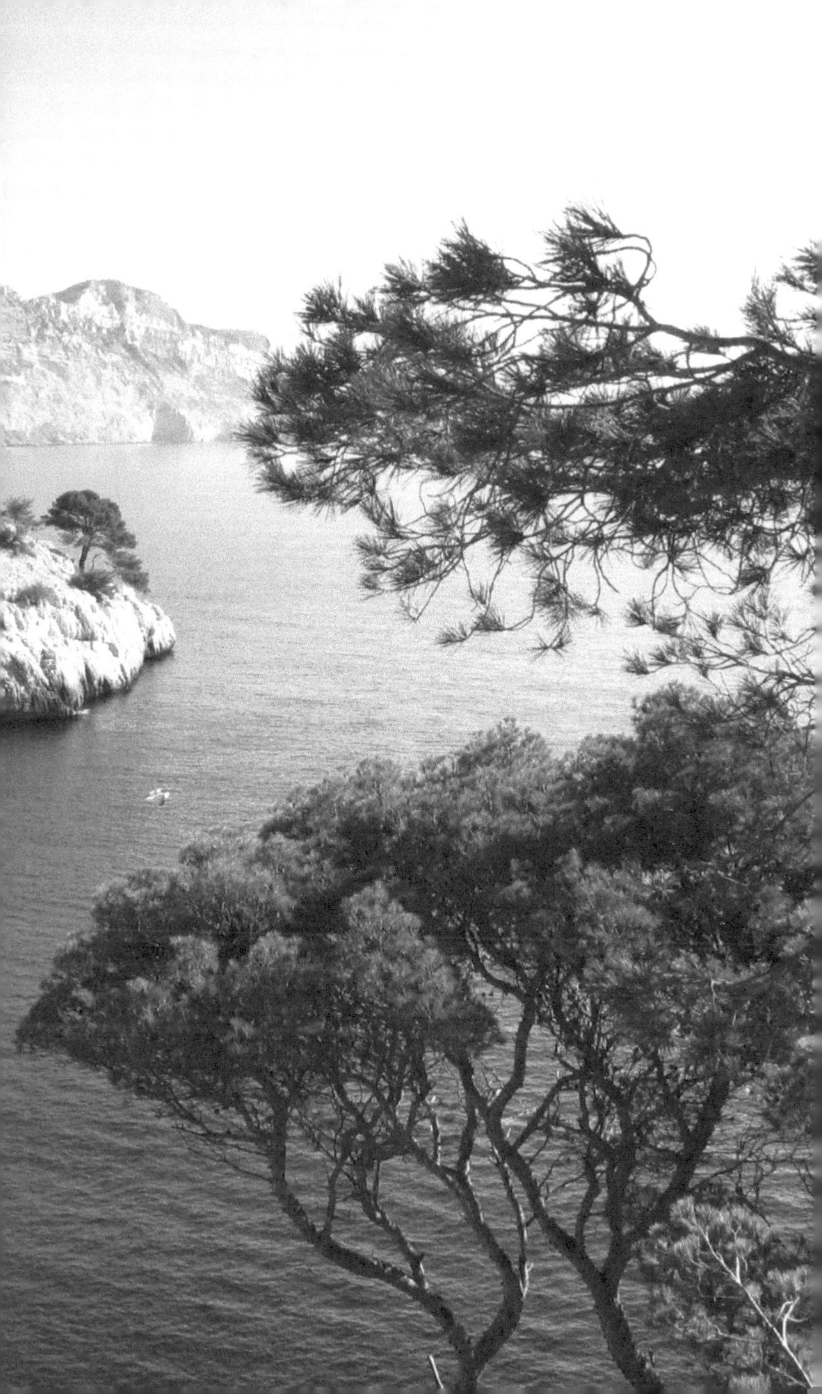

**Imparare a fare pause non è difficile.**

*Un ingorgo?*

*Ascoltate il vostro respiro!*

*Un interminabile sorpasso tra due Tir in autostrada?*

*Godetevi il vostro rallentamento!*

*Dietro di voi c'è un'auto che non rispetta la distanza di sicurezza e vuole sorpassare?*

*Esercitate l'espirazione!*

*Una brusca frenata?*

*Osservate come il respiro ricomincia a scorrere dopo l'arresto.*

*Una deviazione?*

*Che occasione per nuove scoperte!*

Pausa n. 3

# L'immagine della forza interiore

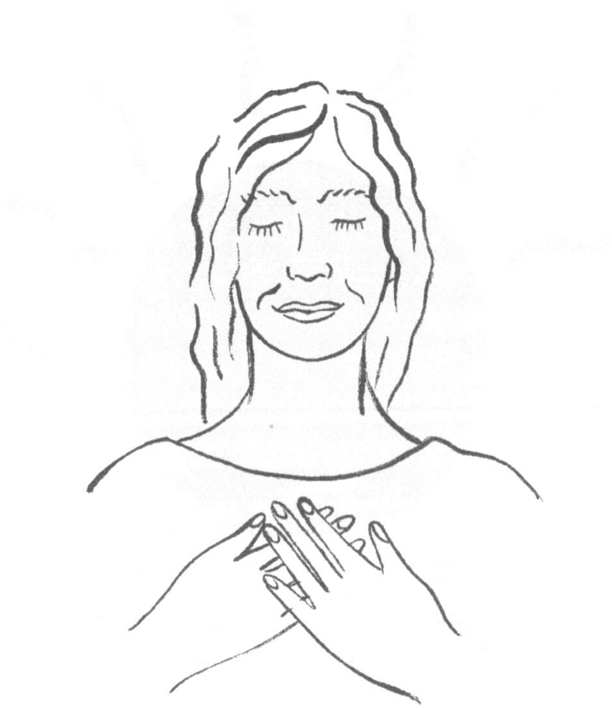

*Tutto ciò che si deve sapere sulle pause è memorizzato nel nostro corpo. Dobbiamo perciò soltanto comprendere il linguaggio del corpo.*

**Ricordate un periodo che ancora oggi vi riempie di gioia e gratitudine.**

*Provate a rendere coscienti i sentimenti. In che punto del vostro corpo li percepite più chiaramente? Mettete la mano proprio su questo punto e di seguito fate affluire il respiro in questo punto. L'ancoraggio funziona semplicemente così. Se d'ora in avanti volete evocare sentimenti positivi, dovete solo mettere la mano per qualche minuto su questo punto, e sentirvi come a quei tempi quando ancora eravate dei professionisti delle pause. Con queste immagini possiamo trovare sollievo nei momenti di depressione spirituale.*

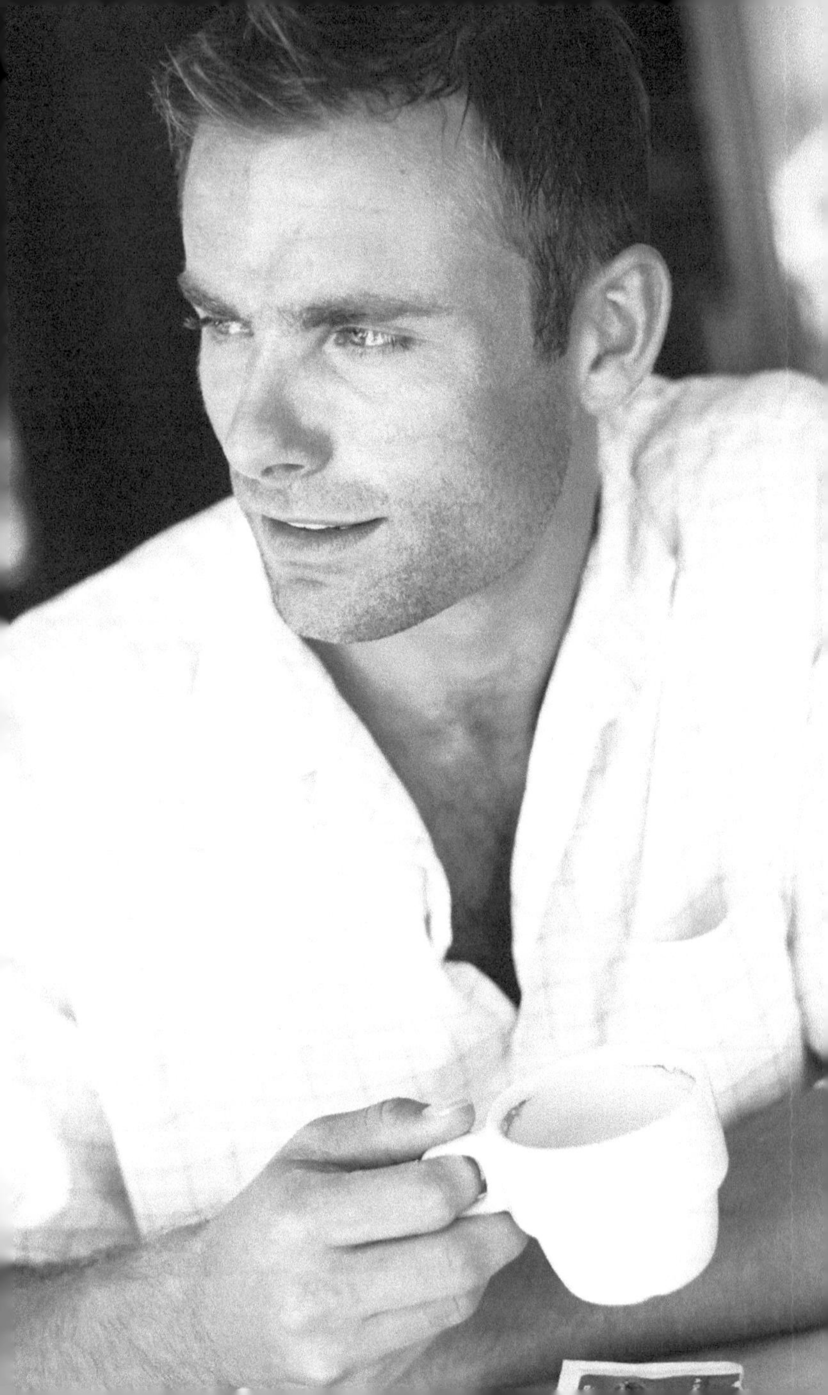

**Le pause ci mostrano ciò che è vero.**

Pausa n. 4

# Il radicamento

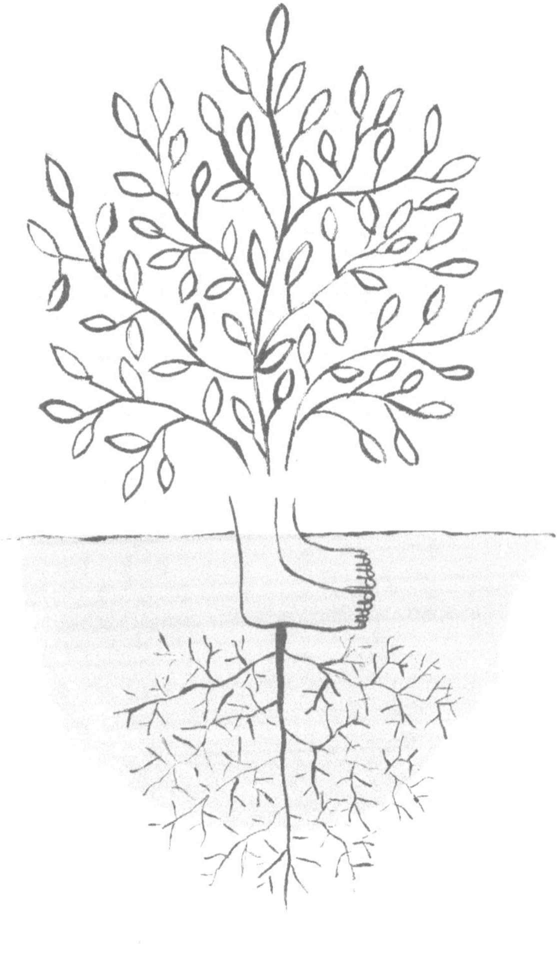

*Concentratevi esclusivamente sulle vostre piante dei piedi. Respirate lentamente dentro le piante dei piedi. Poi immaginate che ad ogni respiro da esse crescano delle radici sottili. Attraverso queste "radici", espirando, espelliamo via tutta l'agitazione e lo stress.*

*Fatto ciò concentratevi sull'inspirazione.*

**Sentite adesso come ad ogni inspira-zione scorra nuova forza dentro il vostro corpo attraverso questi radici.**

*Percepite come riuscite facilmente a radicarvi sempre più, e godete di questo "essere radicato" con ogni respiro consapevole.*

Ogni piccola pausa ci ricompensa con un piccolo dono non materiale, ma chiaramente percettibile.

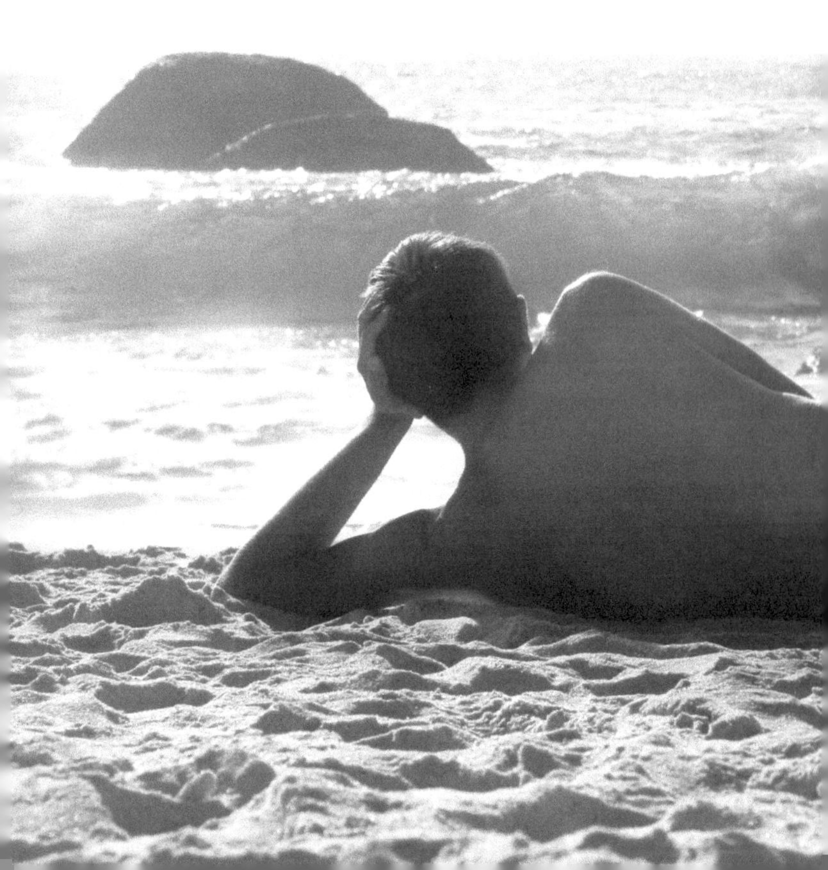

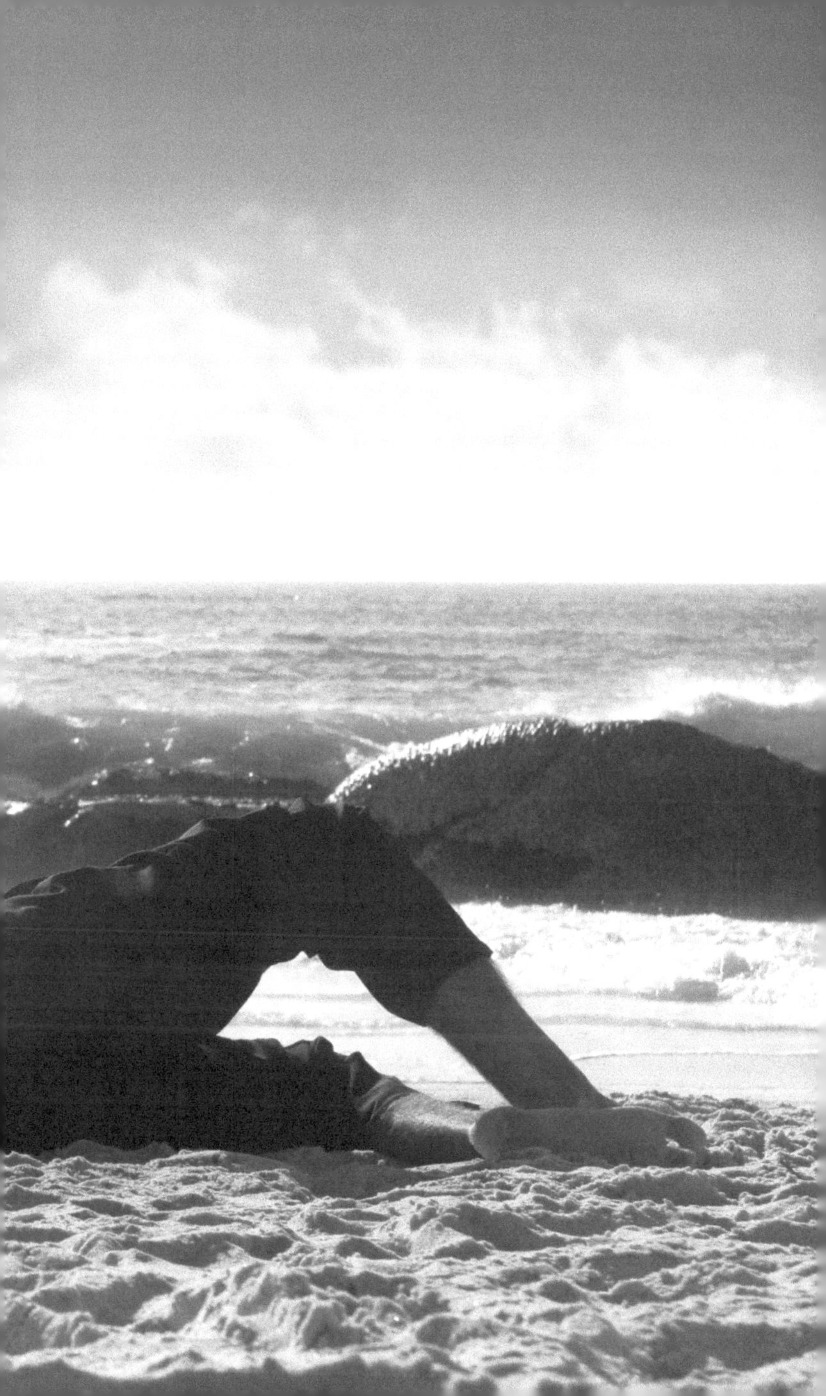

Pausa n. 5

# Il soffermarsi

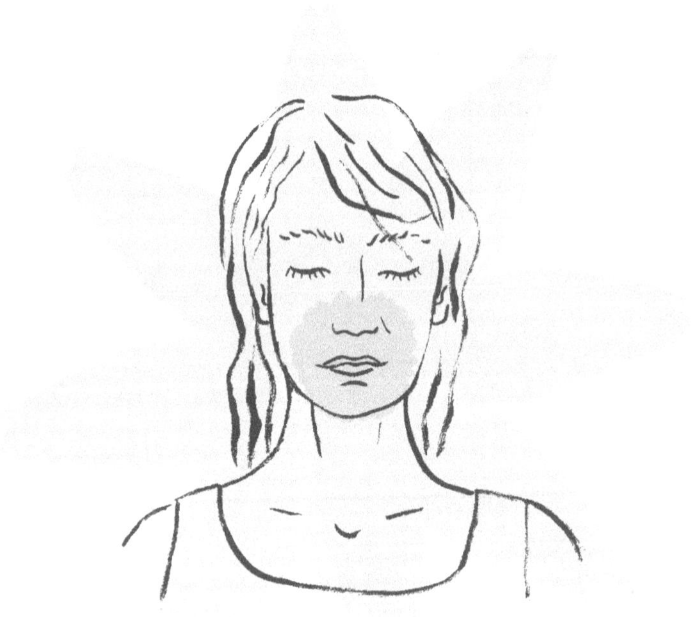

*Concedetevi qualche minuto di silenzio.*

**Chiedetevi in questo silenzio:**
**"Qual è il mio desiderio più grande?"**

*Se ci sono altri pensieri che vi distolgono dalla risposta, il vostro unico compito è di ripetervi la domanda, fino a quando non avrete la risposta.*

**In questa riflessione si vede il valore del vostro tesoro.**

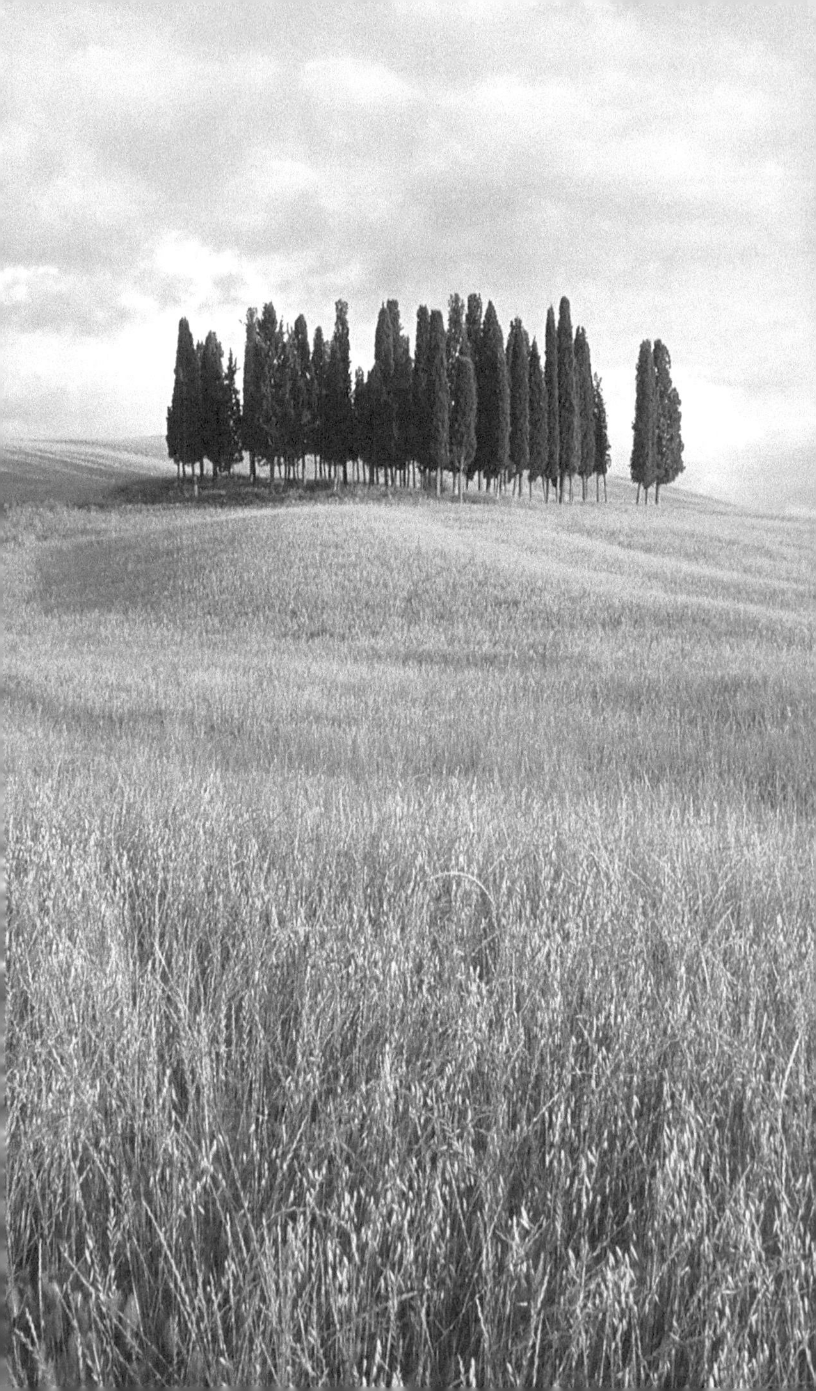

**Le piccole pause destano il ricordo di un tempo, quando tutta la vita era una pausa.**

Pausa n. 6

# Grazie!

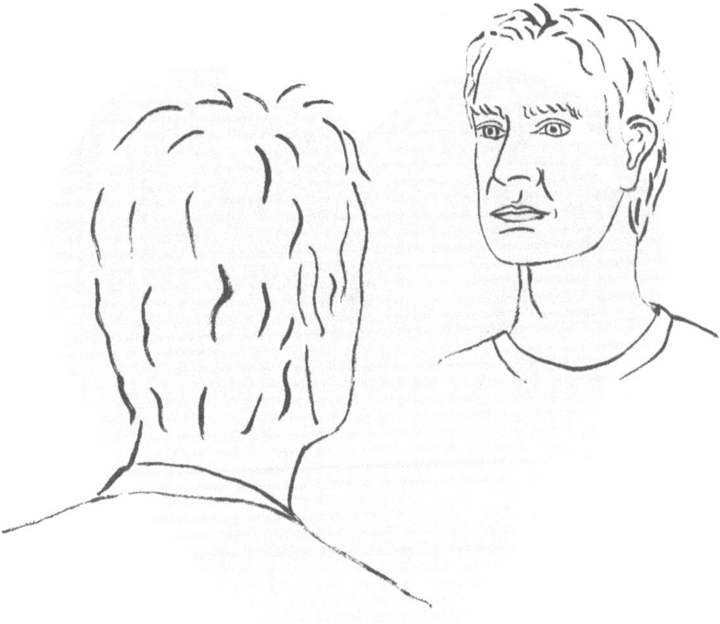

*Per questo esercizio, cercate una stanza nella quale vi sia uno specchio, e in cui possiate restare indisturbati per qualche minuto.*

*Ponetevi davanti allo specchio e osservatevi per tutto il tempo con gli occhi meravigliati di un bambino.*

**Ciò che si riflette in questo istante è pura vita vissuta.**

*Che cosa vi succede mentre lo fate? Non c'è niente da fare, tranne percepire. Solo adesso, inchinatevi davanti alla vostra immagine riflessa.*

Grazie!

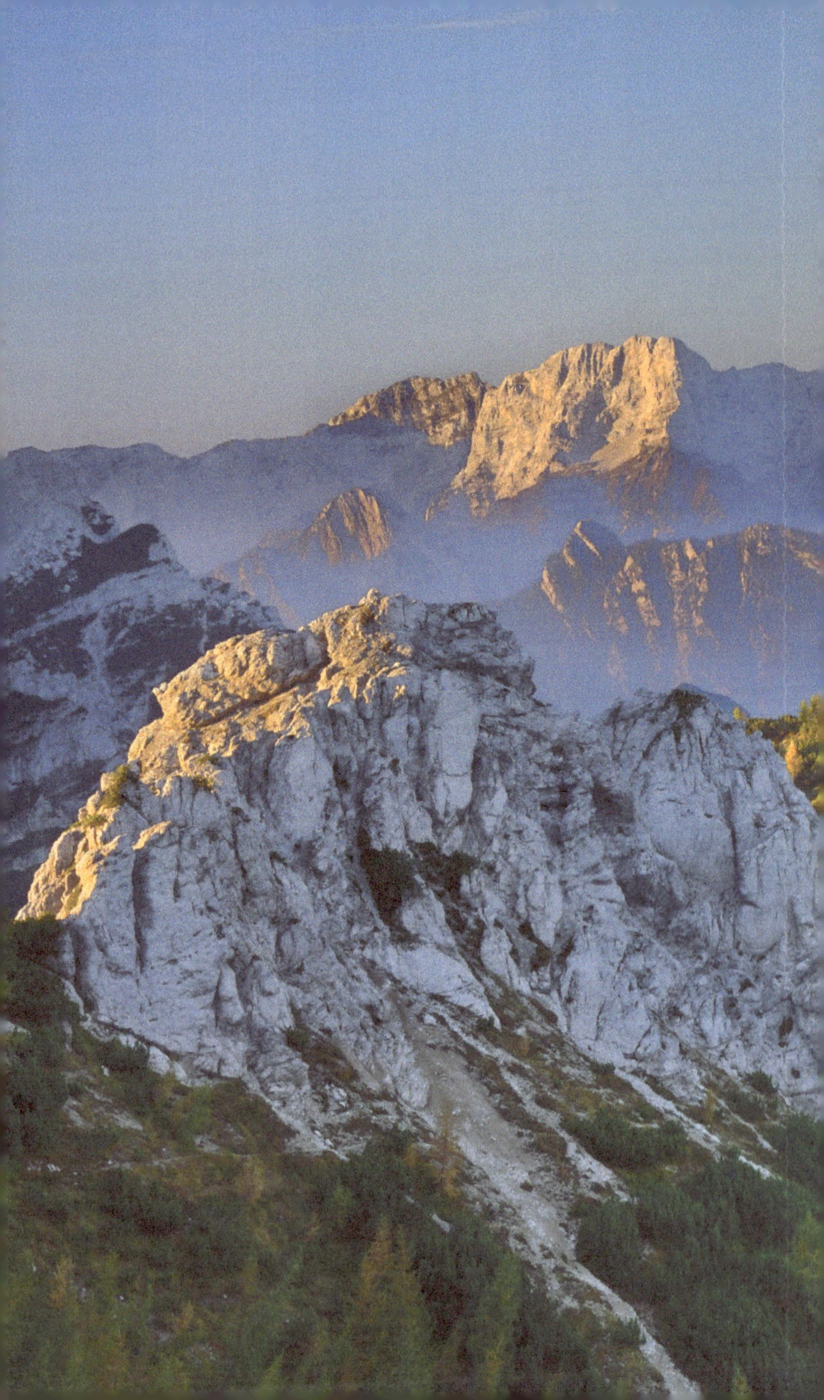

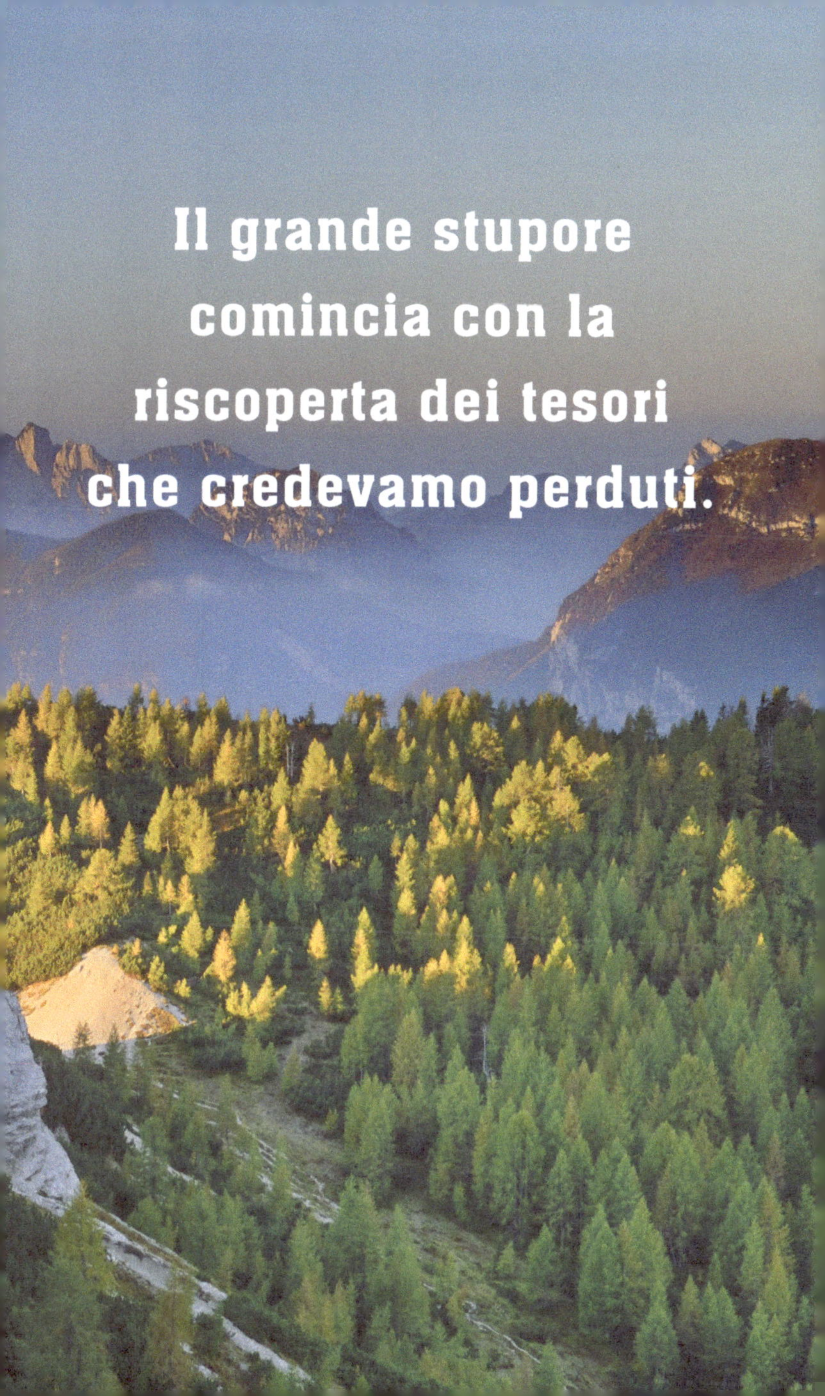
Il grande stupore
comincia con la
riscoperta dei tesori
che credevamo perduti.

Pausa n. 7

# Il viaggio nel corpo

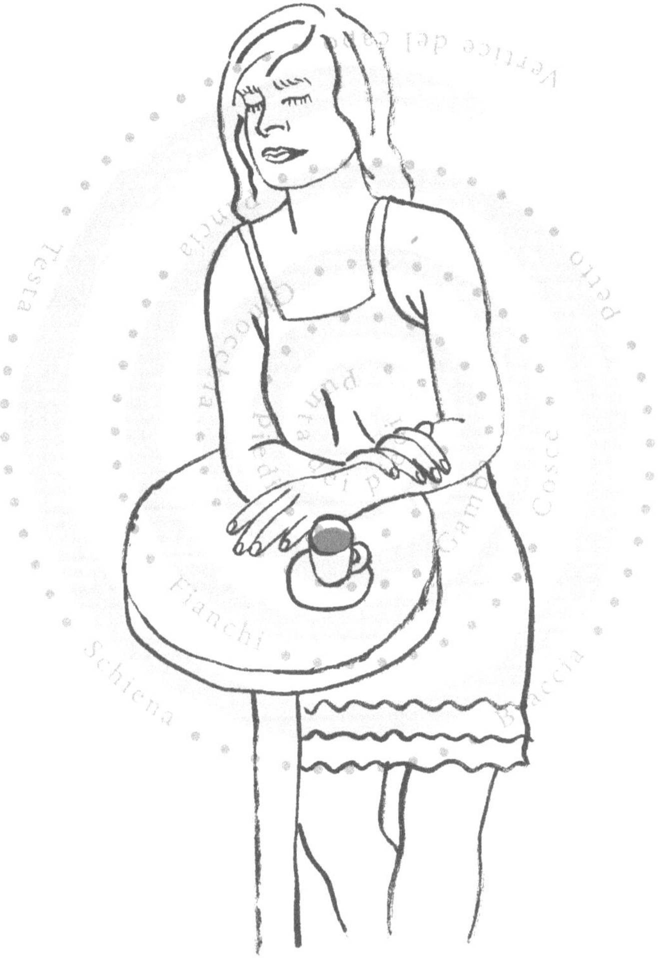

*Durante la prossima pausa caffè, fermatevi intenzionalmente. Rivolgete la mente alla punta dei piedi. Percepire, senza valutare.*

*Dirigetevi poi mentalmente verso l'alto della gamba. Percepire, senza valutare.*

*Andate sempre più in alto verso le ginocchia, le cosce, fino ai fianchi. Sempre soltanto percependo senza valutare.*

*In questo modo facciamo un viaggio nel nostro corpo attraverso la pancia, petto, braccia e spalle, finché non arriviamo al vertice del capo.*

**Sempre solo percepire senza valutare.**

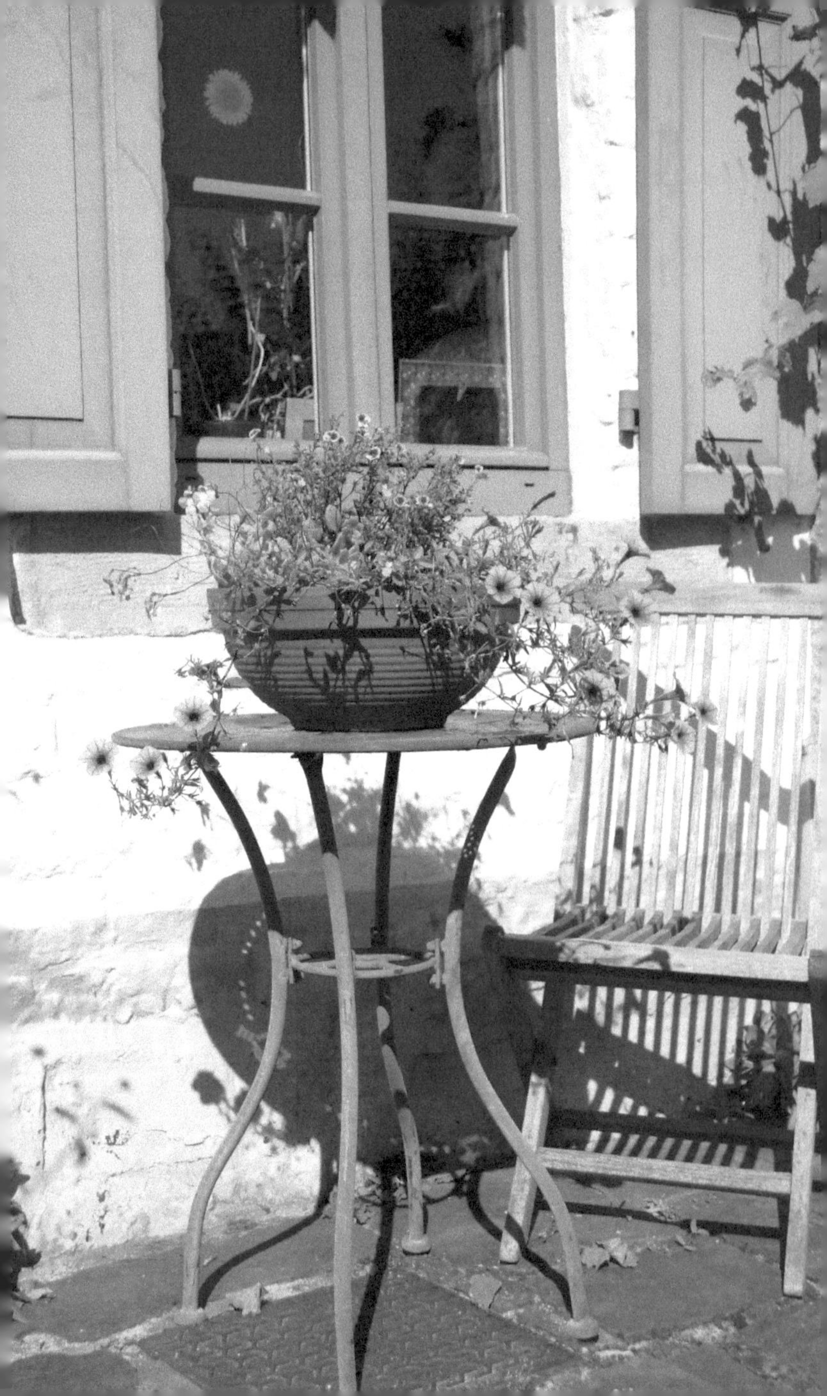

**Quando smettiamo di cercare, troviamo ciò di cui abbiamo veramente bisogno.**

Pausa n. 8

# L´apertura della vostra porta del cielo

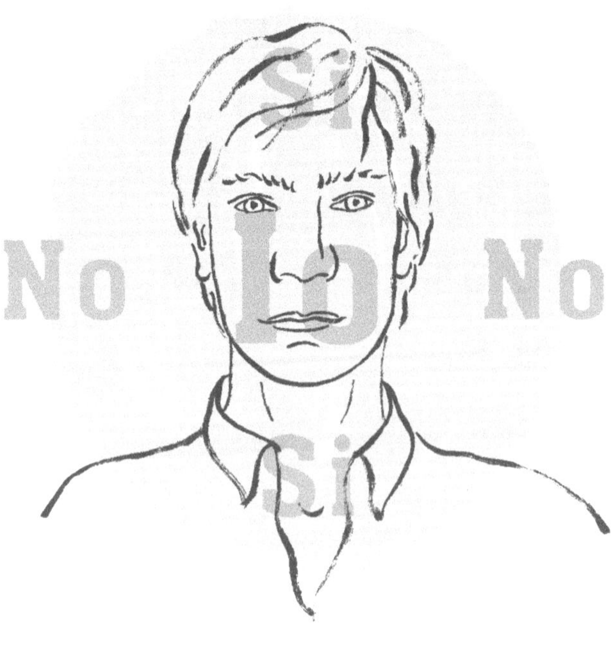

*Tutti noi portiamo carichi altrui sulle nostre spalle, poiché non riusciamo a decidere liberamente se dire di si o no. Questi carichi ci rimpiccioliscono rispetto a quanto siamo grandi veramente. In questo esercizio tratteremo quindi della formazione di una nuova autostima. Posizionate i piedi uno accanto all'altro paralleli e alla larghezza delle spalle. Mantenete le ginocchia morbide. Spalle e collo rilassati. La testa è centrata.*

*Provate a flettere la testa in avanti lentamente, come se steste annuendo. Molto lentamente e concentrati. Dopodiché tornate alla posizione di partenza. Ripetete lentamente questo cenno con il capo per alcune volte. Adesso esercitate più volte il No. Altrettanto prudentemente e piano. All'ultimo esercitate la rotazione delle spalle in avanti e all'indietro. Anch'essa un paio di volte.*

*Così come quando*
*nell'arcobaleno noi riusciamo*
*a scoprire il mistero della luce,*
*durante le pause, riusciamo*
*a rinvenire tracce del segreto*
*della nostra vita.*

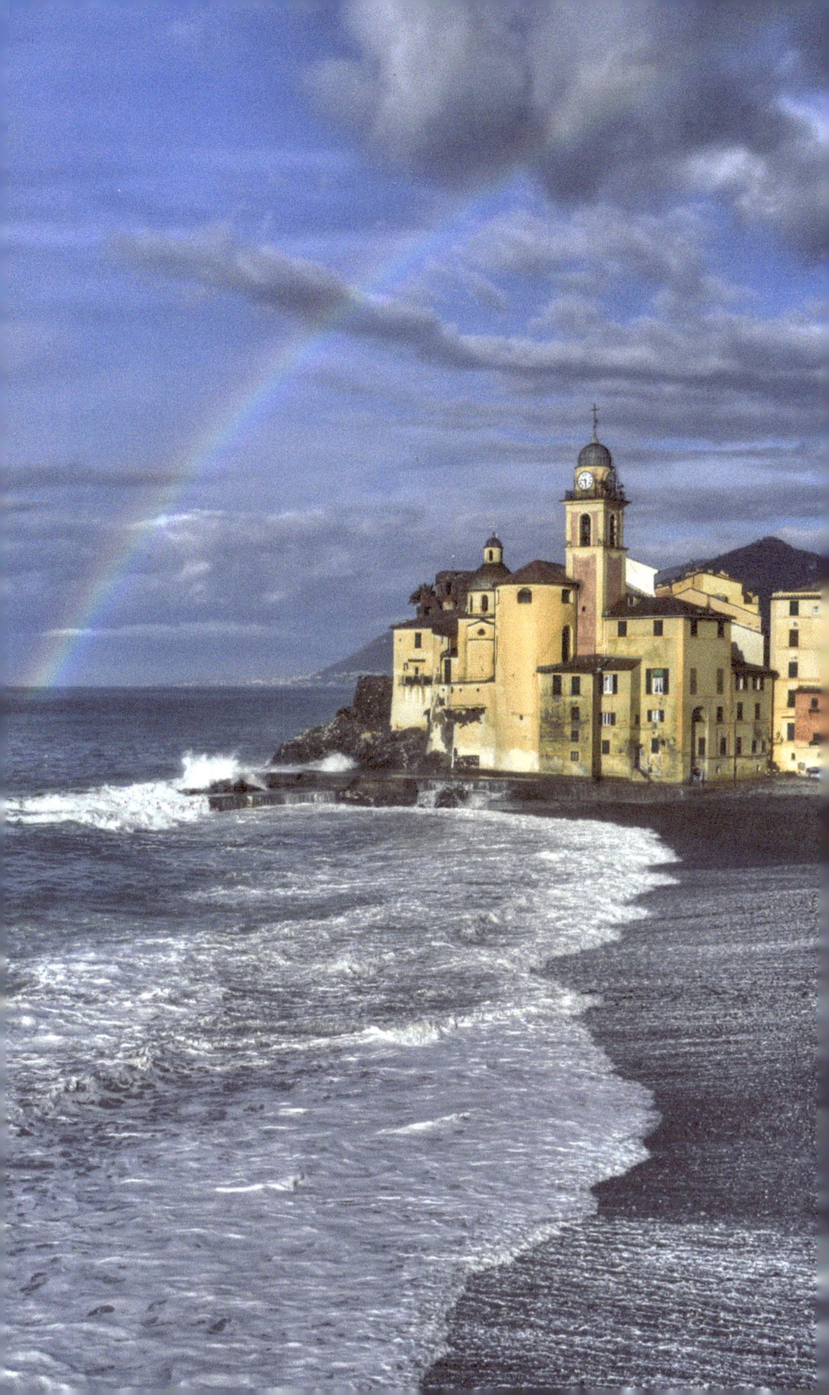

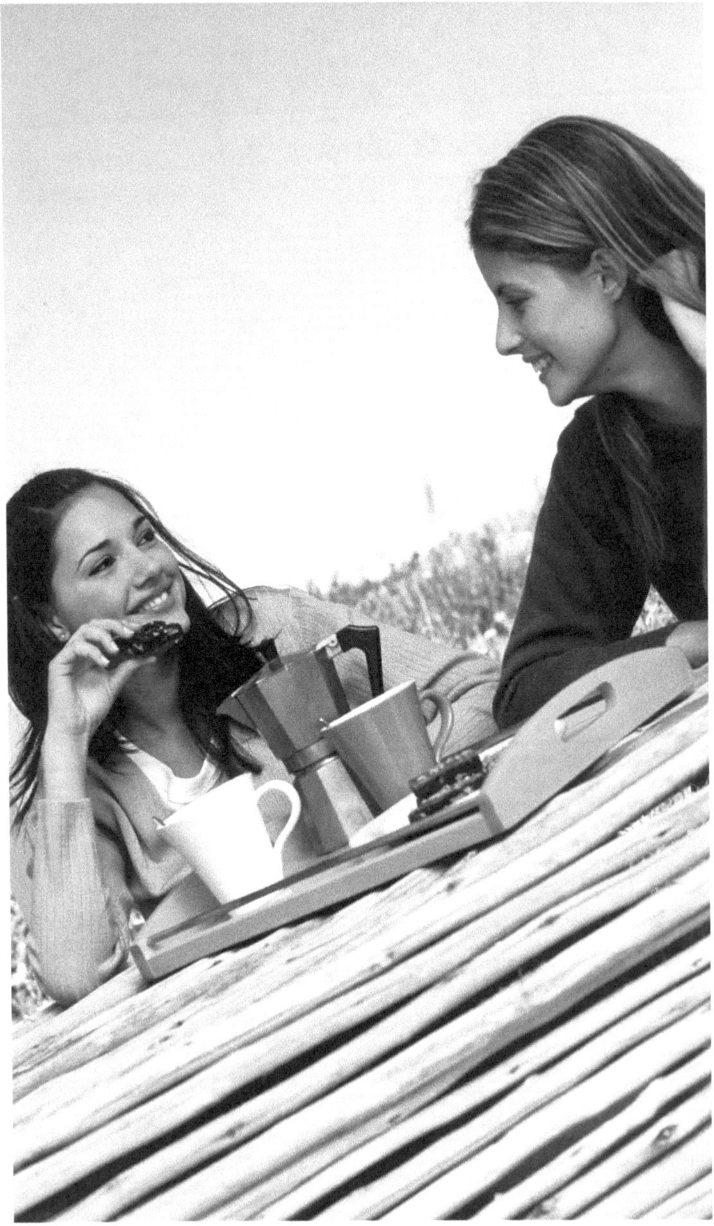

Capitolo 2

# Pausa = Fortuna + Successo

## Come avere successo ed essere felici allo stesso tempo?

Credi, come tanti altri, di essere in debito con la vita. Addirittura credi di dover essere qualcosa di straordinario. Questo ti hanno fatto credere le persone dalle quali vuoi essere amato. Per questo motivo ti impegni ininterrottamente per avere più successo degli altri. Ma come può un tulipano avere più successo di un garofano? Se ogni cosa è diversa in modo incomparabile e di bellezza unica, se la natura non conosce misura per confrontare l´utilità di una cosa con un'altra, a chi spetta quindi paragonare?

*Dunque, che cosa ti
ha reso infelice?
L'ininterrotto confrontarsi.
E in che modo la vita torna a
essere felice? Se riesci a smettere
con l'irragionevole impulso di
doverti misurare. La tua vita è
un regalo incondizionato
dell'amore, come ogni vita.
Perciò vivila cosi com'è.*

## Pause? A quale scopo?

**Solo soffermandosi ci apriamo a nuove risposte e nuovi successi. Solo soffermandosi la fortuna ci può trovare.**

Anche quando il successo si nasconde o ci sfugge lo ritroviamo nella pausa. Finanche quando ci siamo del tutto estraniati da noi stessi rincorrendo il successo, possiamo riavvicinarci durante una piccola pausa caffè.

Durante le pause impariamo a decidere liberamente, se vogliamo essere estranei, nemici o amici a noi stessi. Durante queste piccole pause si tratta di raccogliere coscientemente quello che abbiamo sparpagliato nella nostra vita quotidiana. Le pause creano lo spazio necessario per nuove risposte.

Anche il ricordare necessita di una interruzione, di un fermarsi, un trattenersi per riuscire ad avere un nuovo punto di vista, una nuova convinzione, una nuova visione. Solo allora saranno possibili nuove risposte alle vecchie domande esistenziali, che porteranno a nuovi atteggiamenti verso la vita.

Sotto la pressione delle aspettative scompare la gioia di avere successo. Però la felicità non è importante solo per la salute.

Ci perdiamo, per poi poterci ritrovare. Questo gioco lo chiamiamo: "diventare adulti". Ma siamo davvero adulti soltanto nel momento in cui riusciamo nuovamente a giocare. Gioca con le tue possibilità, prova cosa ti rende felice, rassegnati ad accettare il fallimento.

Il fallimento fa parte della vita. Raccogliamo esperienze come semi. Raccogliere è altrettanto importante quanto il disperdere.Durante le pause il nostro cervello assimila queste esperienze. Solo cosi impariamo nel modo giusto!

## Domande da porsi durante le pause

*Che fine ha fatto, quello che sono stato una volta?*
*Che fine ha fatto, quello che sapeva tutto?*
*Che fine ha fatto, quello che gli ordini non*
*ascolta e per la sua strada tirava dritto?*

*Che fine ha fatto, quello che voleva volare?*
*Che fine ha fatto, quello che osava tanto?*
*Che fine ha fatto, quello che doveva sempre fare,*
*ma preferiva la libertà come vanto?*

*Quando rinascerò come quello che*
*sono nel mio io più profondo?*
*Sono ormai perduto completamente*
*o riesco ancora a ritrovare il mio mondo?*

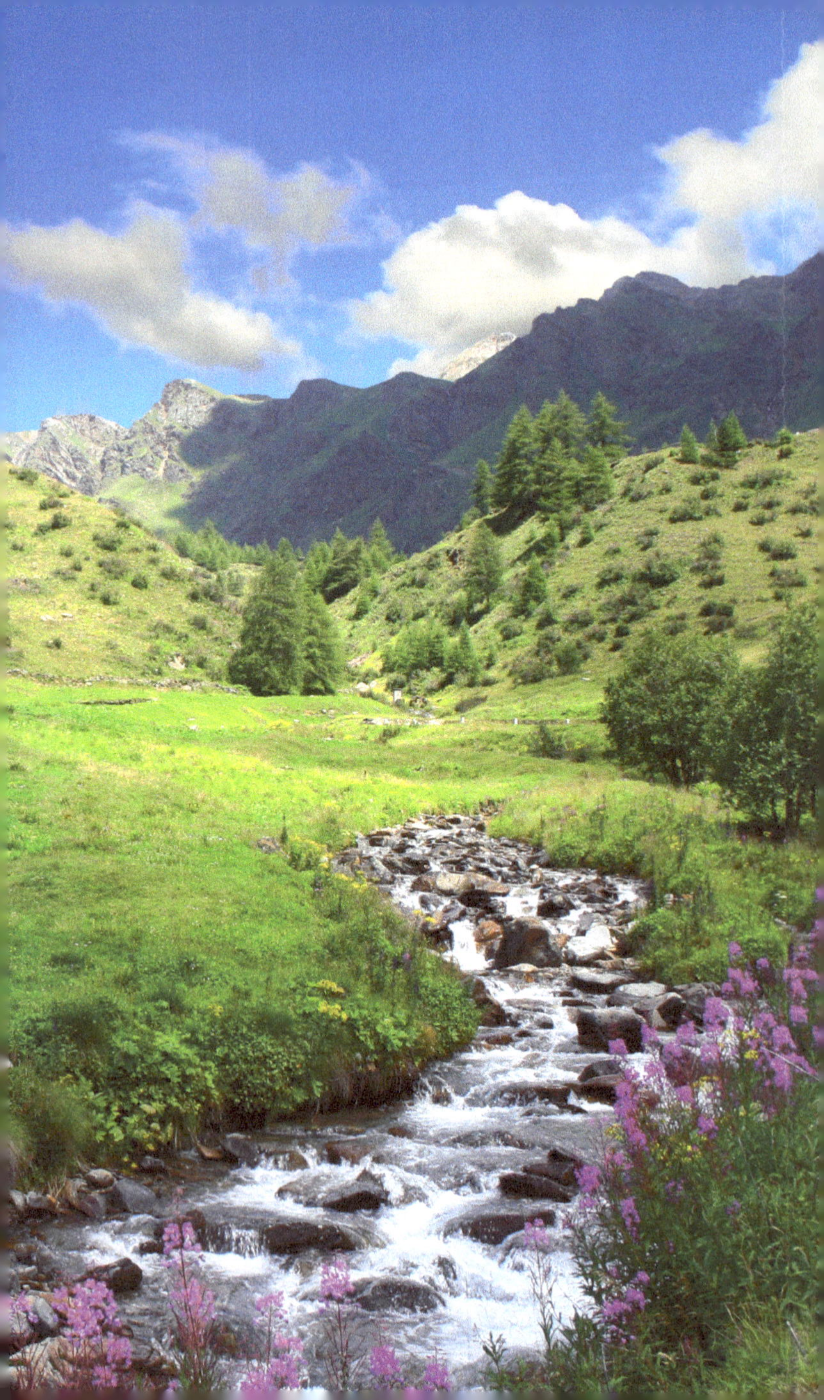

## Dove posso trovare il grande segreto delle piccole pause?

Il grande segreto delle piccole pause c'è già, solo che non riesci a riconoscerlo. Guarda come gli esseri umani stanno in piedi, irrigiditi e in posizione di allerta. Qualche secondo di pausa sprecata. Guarda come qualcuno respira, inspira ed espira ininterrottamente. Nel frattempo, tante pause sprecate. Guarda come bevono i loro caffè: telefonando, parlando, in fretta. Occasioni sprecate per tante piccole pause. Quando proprio queste piccole pause sarebbero state così importanti a renderli di nuovo i registi delle proprie vite.

Ma, regista della propria vita, ci diventa soltanto chi riesce a convivere con dei segreti. Ognuno di noi ha un grande sogno, che vuole realizzare nella sua vita. E siamo già arrivati a una nozione particolare: Tutta la parte, che recitiamo a noi stessi e alle persone intorno, serve soltanto a trovare e a realizzare questo grande desiderio. Tutto il nostro sangue dovrebbe affluire verso la realizzazione di questo sogno. Per tanti questo grande sogno è il Sacro Graal della storia di Parsifal. Per altri rappresenta il tesoro perduto che cercheranno per tutta la vita.

Il nostro regista interno desidera
portare questa ricerca a buon fine.

Però questo è possibile solo se tutte le parti della nostra personalità vi partecipano. Ogni parte con i suoi tempi, e in modo adeguato secondo la propria funzione. Per comprendere tutto questo abbiamo bisogno delle piccole pause.

*Le vere pause, e questo è molto importante, sono momenti in cui rimettiamo insieme le nostre forze sparpagliate. Forze di cui abbiamo bisogno per l'amore e per la vita, così come un buon caffè.*

## Quando è libero l'uomo?

Come risposta ti rivelo un segreto: è il segreto del sole. Dicono che esistono persone, che non vogliono essere dipendenti da altri, come la luna dalla luce del sole. Vogliono splendere di luce propria e fare a modo loro. Si rendono indipendenti ma in realtà adempiono per tutta la vita solo alle aspettative altrui. Credono, solo perché ammirati come la luna, di avercela fatta.

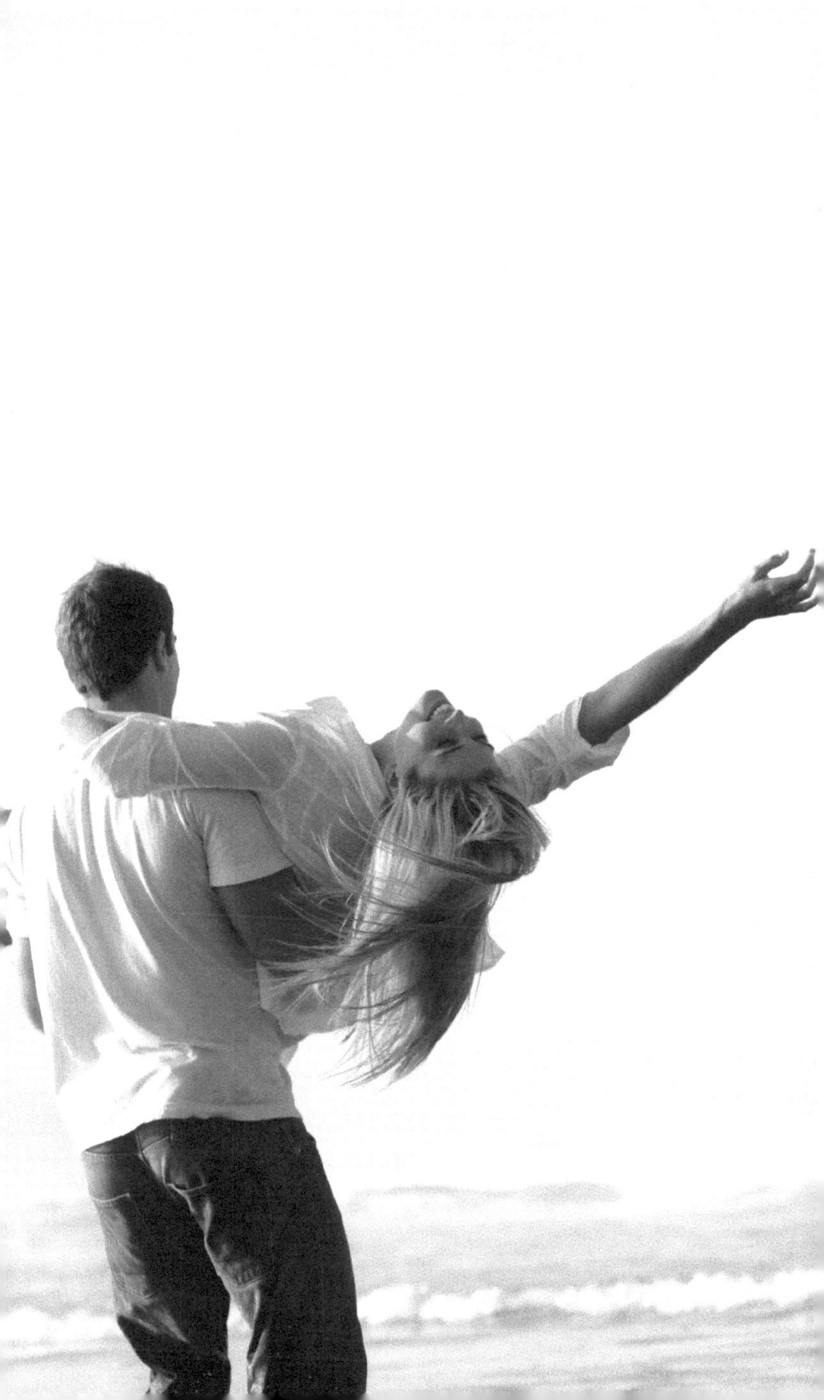

Ma cosa sarebbe la luna senza la luce
del sole? Cos'è l'uomo che vive dell'altrui
ammirazione, senza i suoi ammiratori?

**Chi vuole fare a modo suo, deve prima imparare a rendersi indipendente.**

Inoltre deve imparare a non prendere troppo
sul serio le aspettative altrui. La maggior parte
degli uomini fallisce in questo intento.
Tra obbligo e gioco sta la felicità.

*Piccole pause, prese di tanto in tanto, ti consentono nuovi spazi di gioco, entro i quali ti puoi sperimentare, senza dover per forza realizzare qualcosa.*

In questi spazi devi imparare a sentire nuovamente il tuo sogno. Lasciati trasportare dal tuo più grande desiderio alla tua vera grandezza. Solo allora avrai avuto veramente successo. Solo così brillerai di luce propria, come il sole. Solo in questo modo acquisterai veramente fiducia in te stesso e avrai il tuo punto di vista. Chi non impara a stare in piedi, non potrà mai sostenere se stesso – e non potrà mai vivere la propria vita veramente.

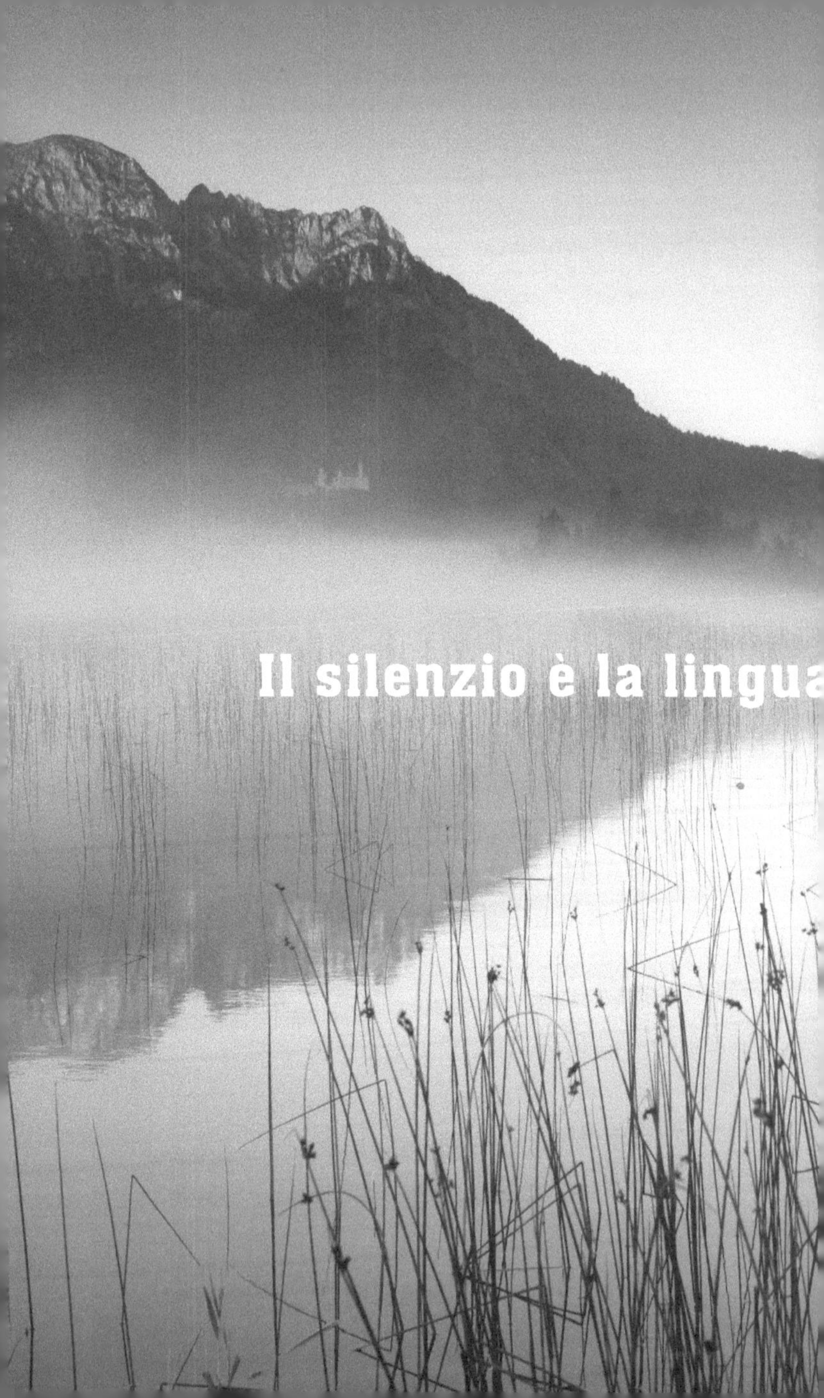
Il silenzio è la lingua

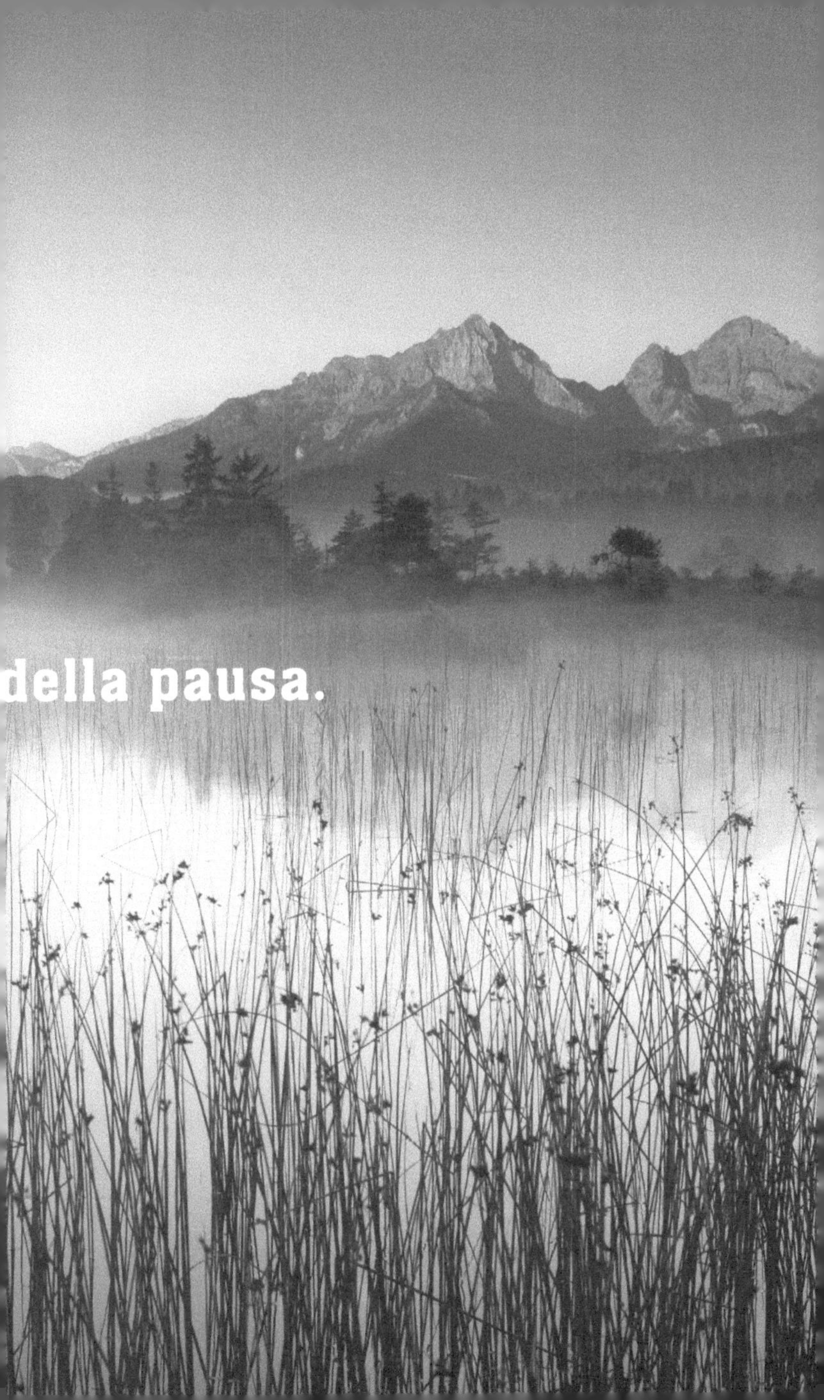
della pausa.

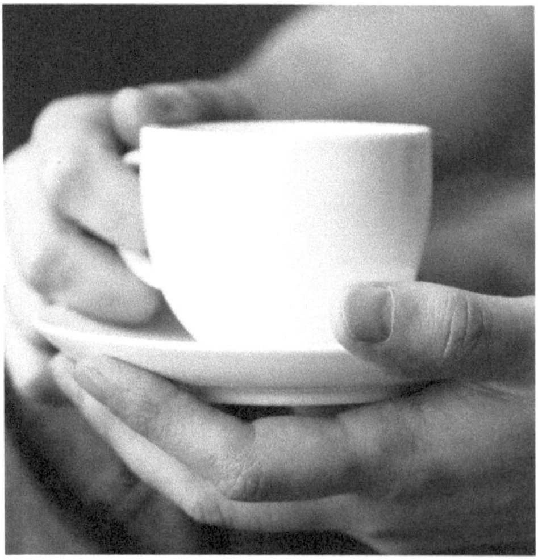

Capitolo 3

# Il segreto delle pause

*Le pause sono fatte*
*per raccogliere,*
*non per disperdere.*

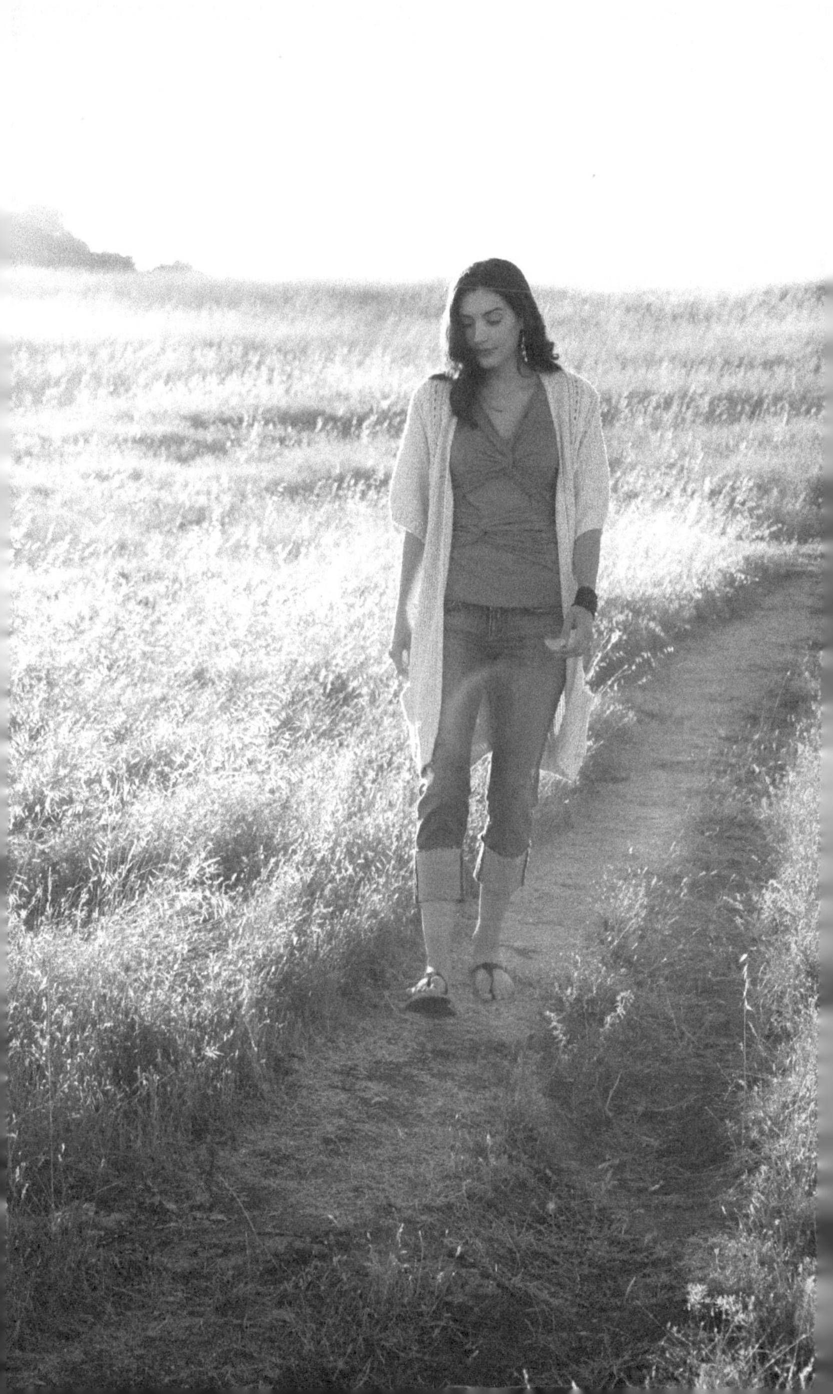

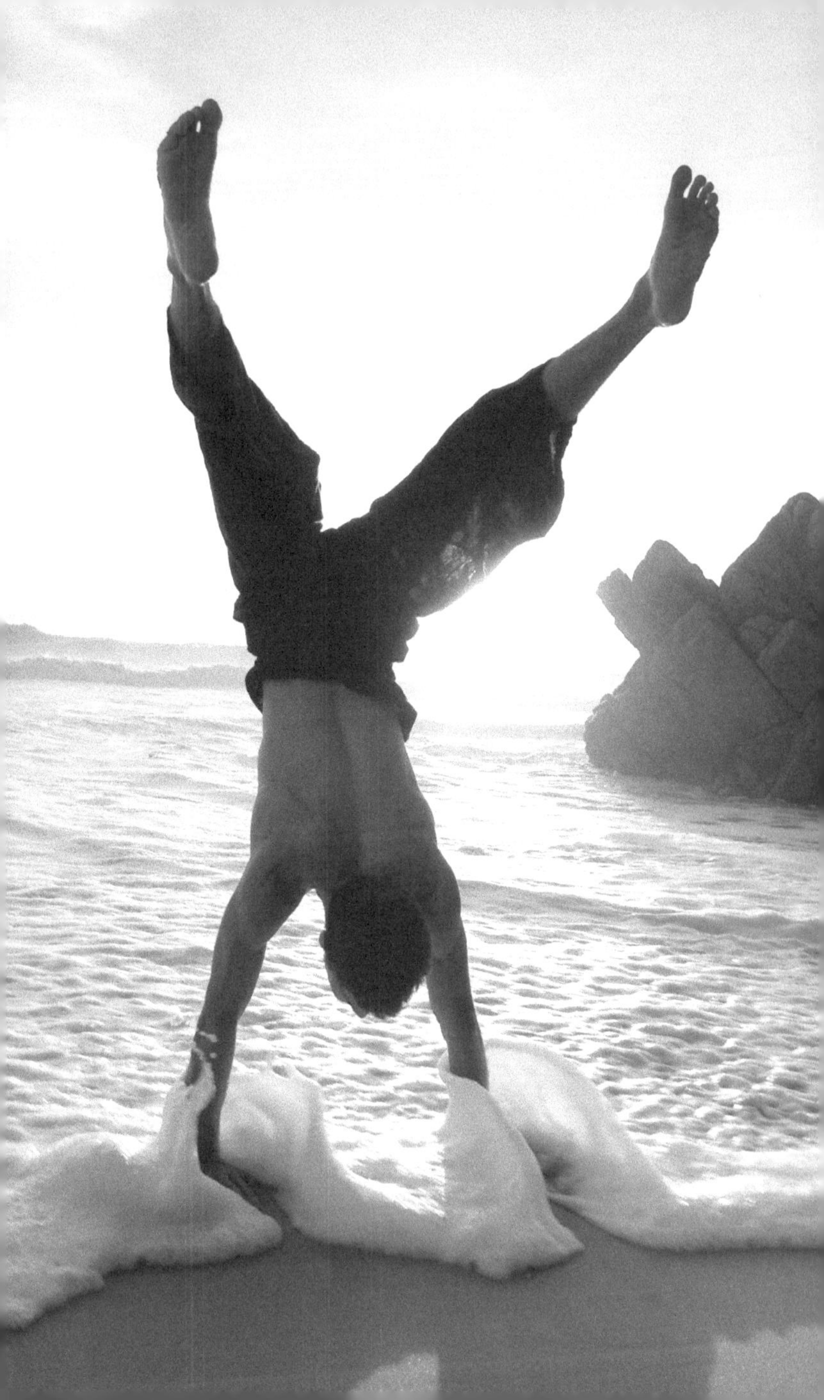

**Le piccole pause
ti permettono nuovi
spazi in cui giocare.**

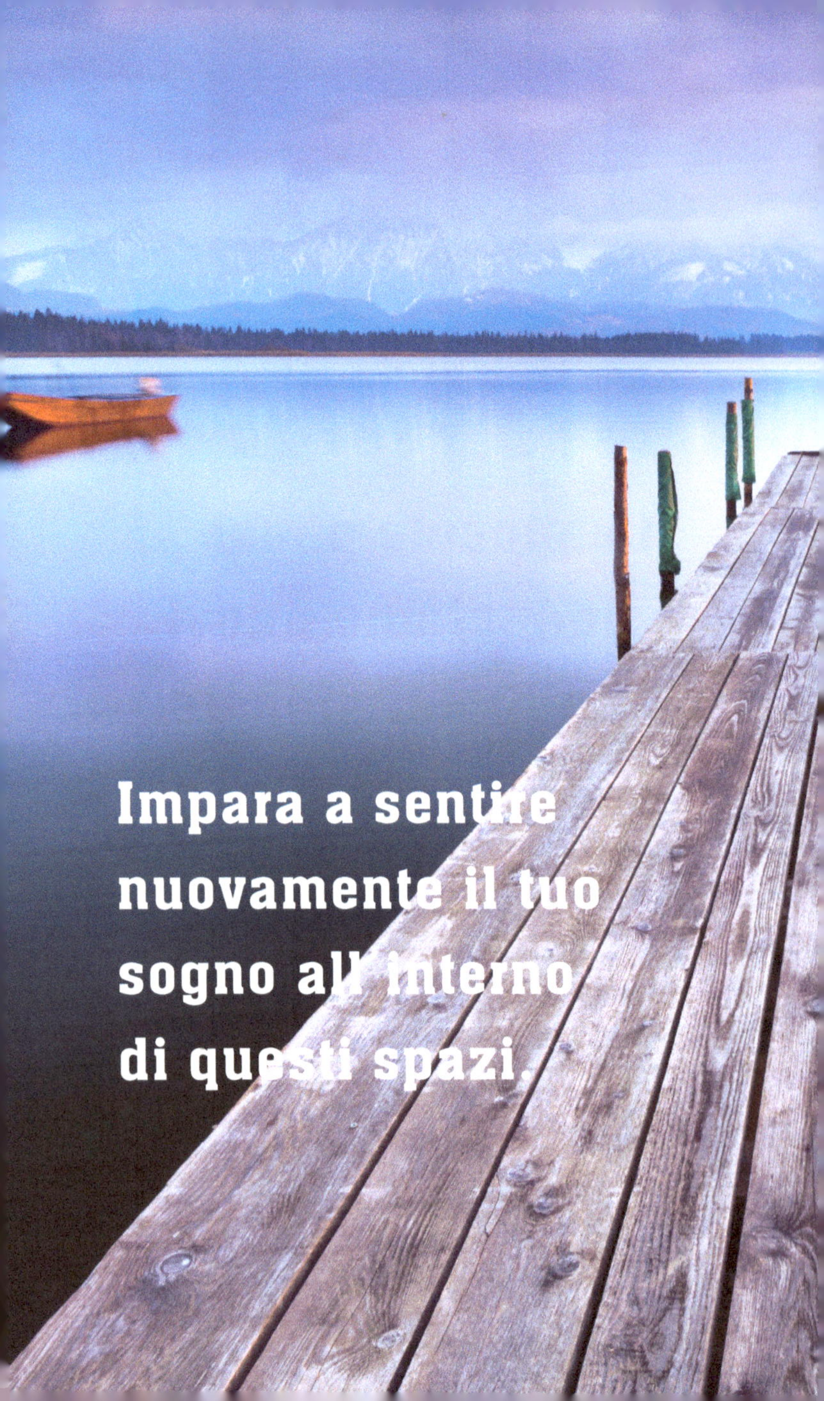
Impara a sentire nuovamente il tuo sogno all'interno di questi spazi.

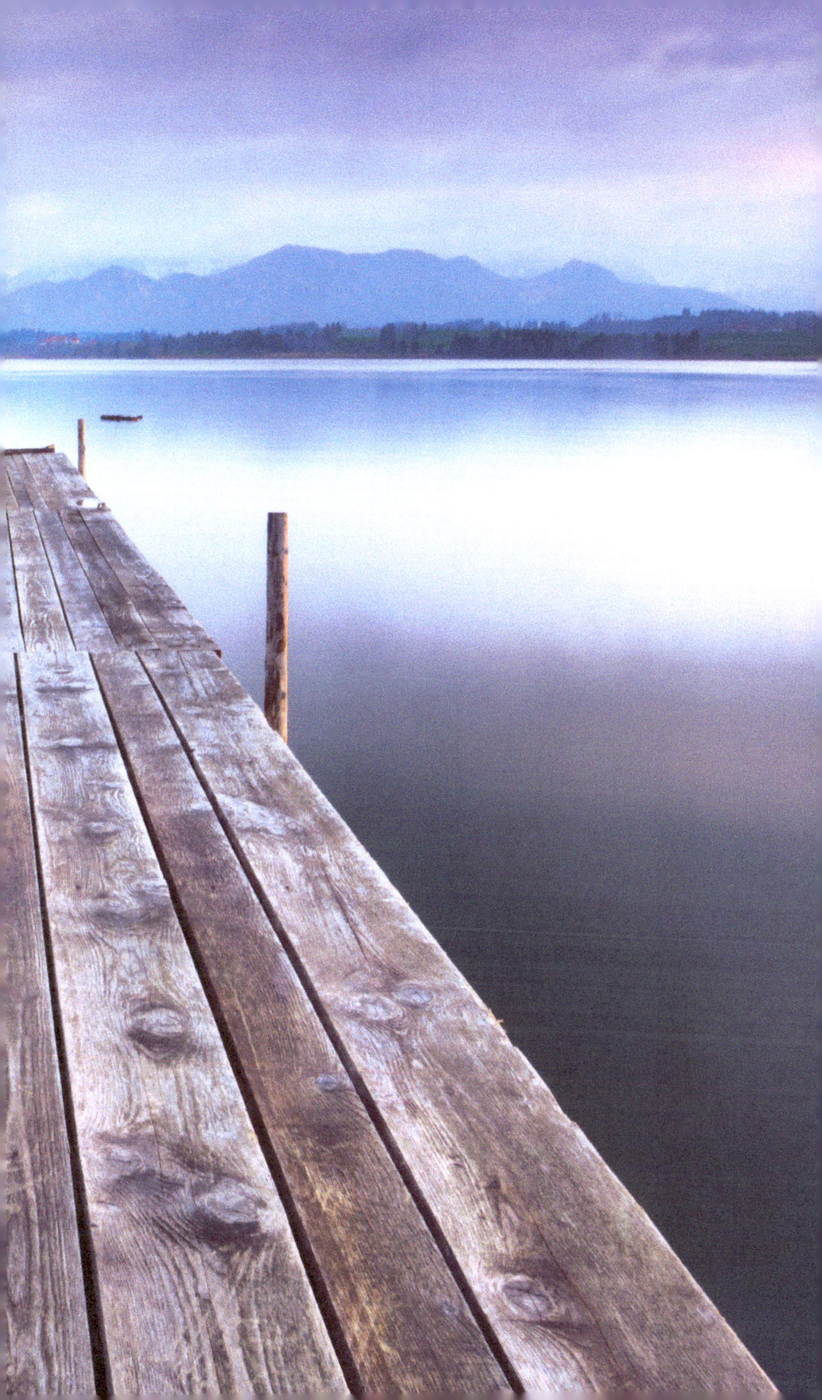

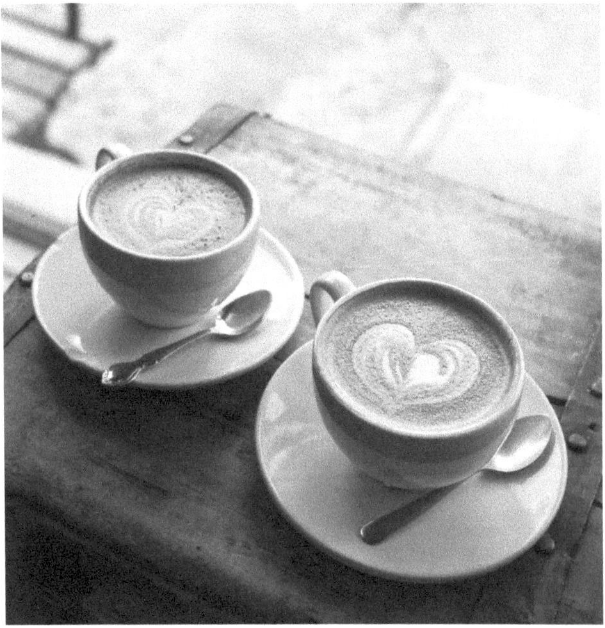

**Senza di te il mondo è incompleto, e senza il mondo lo sei anche tu.**

*Solo durante le pause riconosci quanto questo sia vero.*

**Ognuno è responsabile della propria vita.**

*Durante le piccole pause*
*ci rendiamo conto,*
*che siamo altrettanto*
*responsabili per le grandi*
*questioni della vita.*

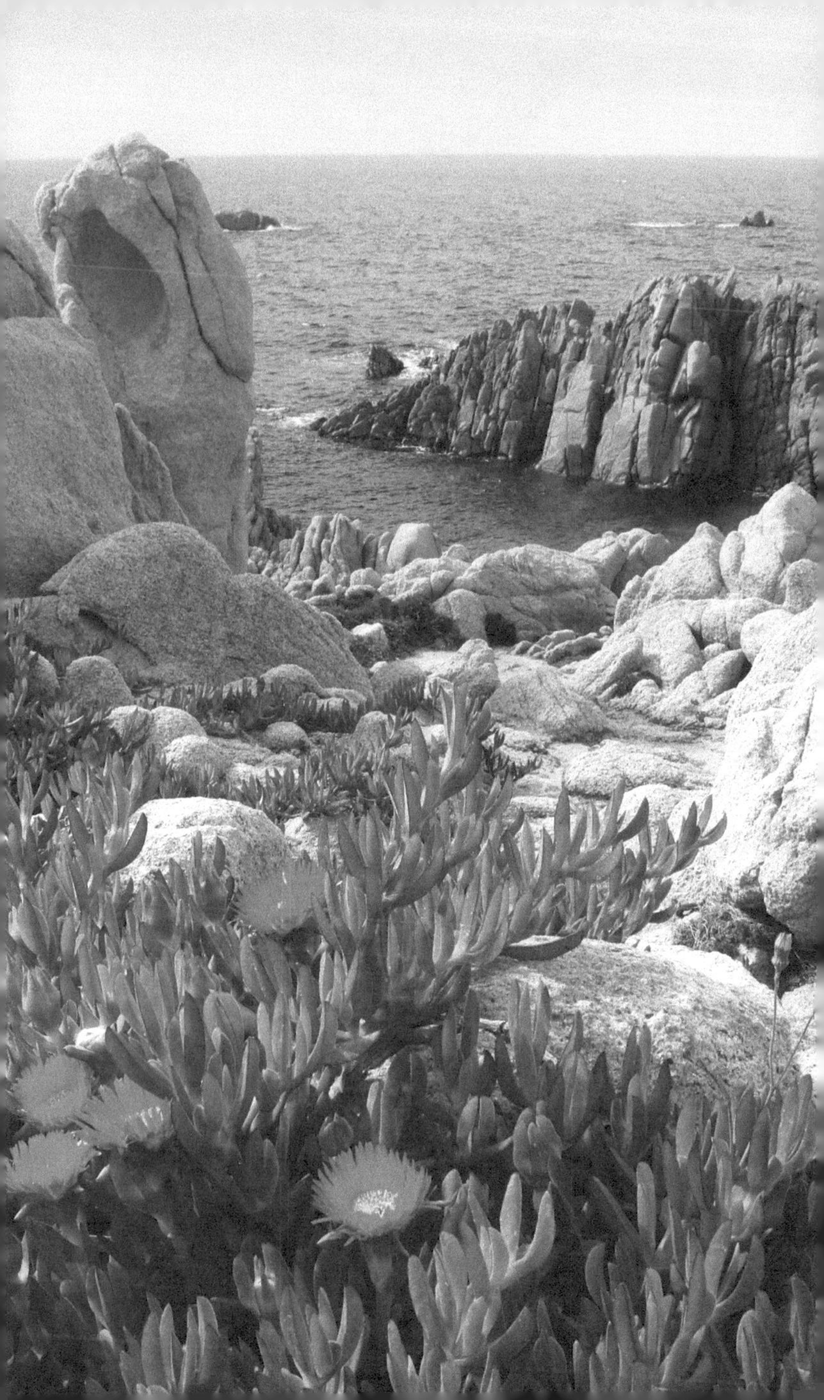

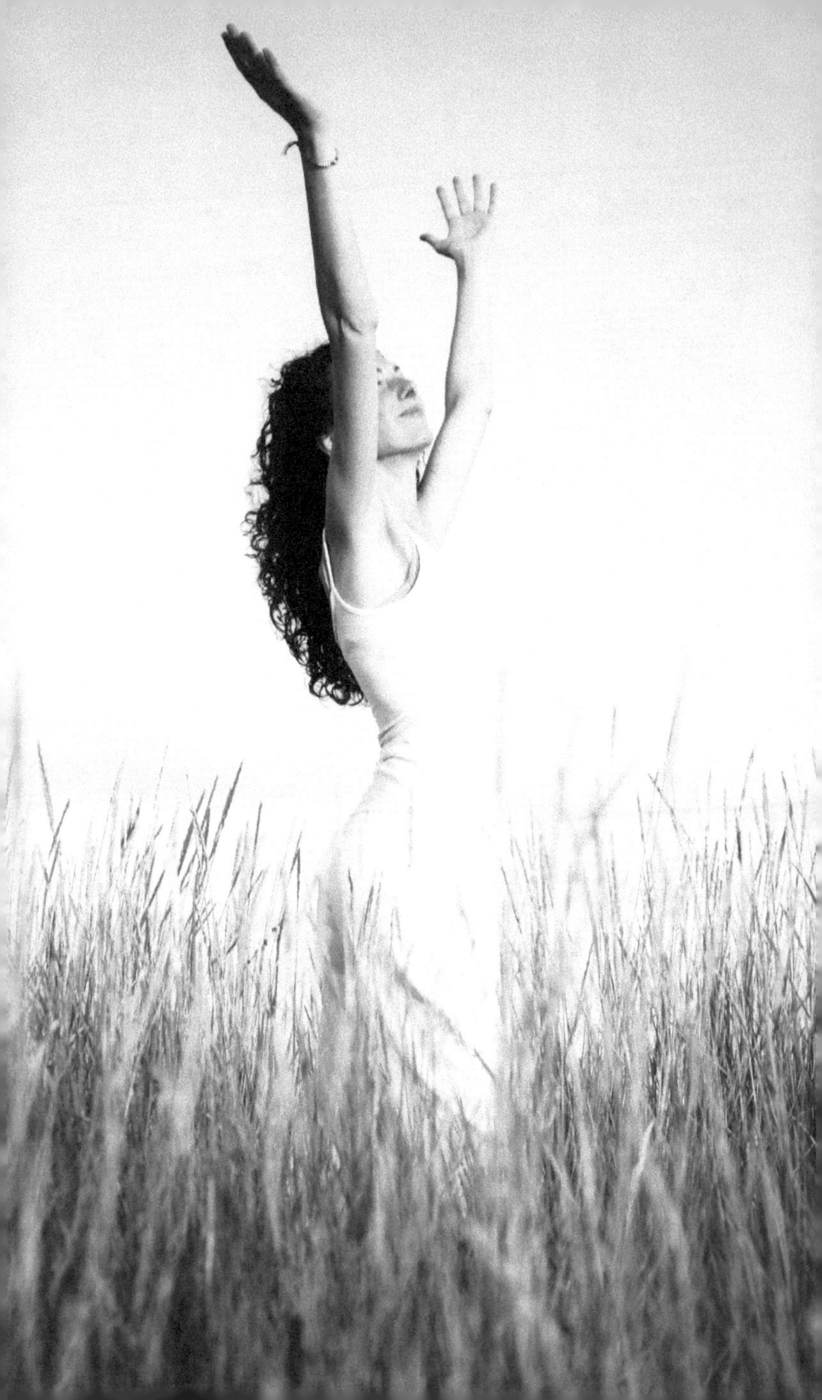

*Tu sei perfetto cosi come sei.*

**Goditi te stesso ogni volta nuovamente durante le piccole pause.**

*Quello che trattieni, perdi.*

**Le pause ti insegnano a lasciar andare continuamente, per poi poter ricevere di nuovo i regali dal destino.**

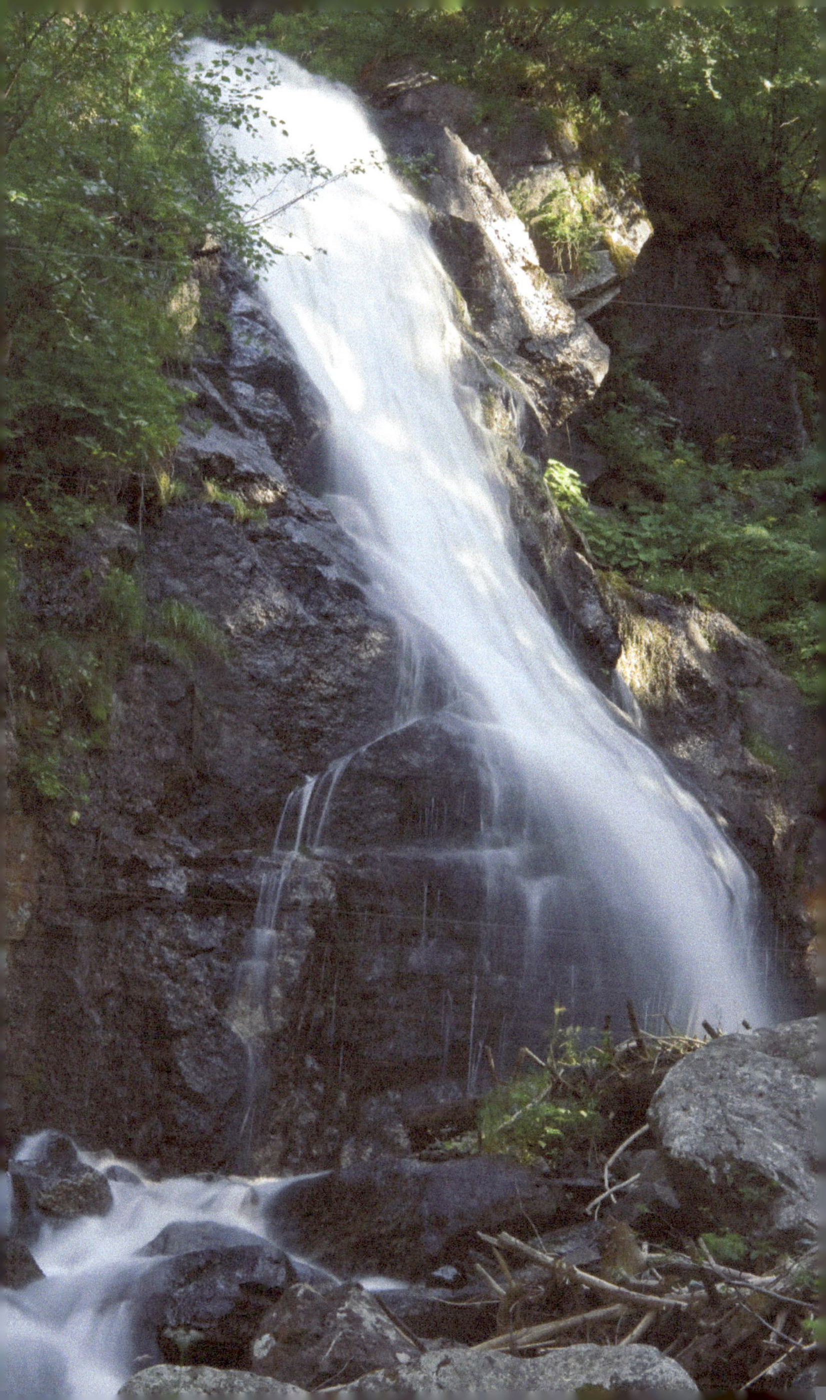

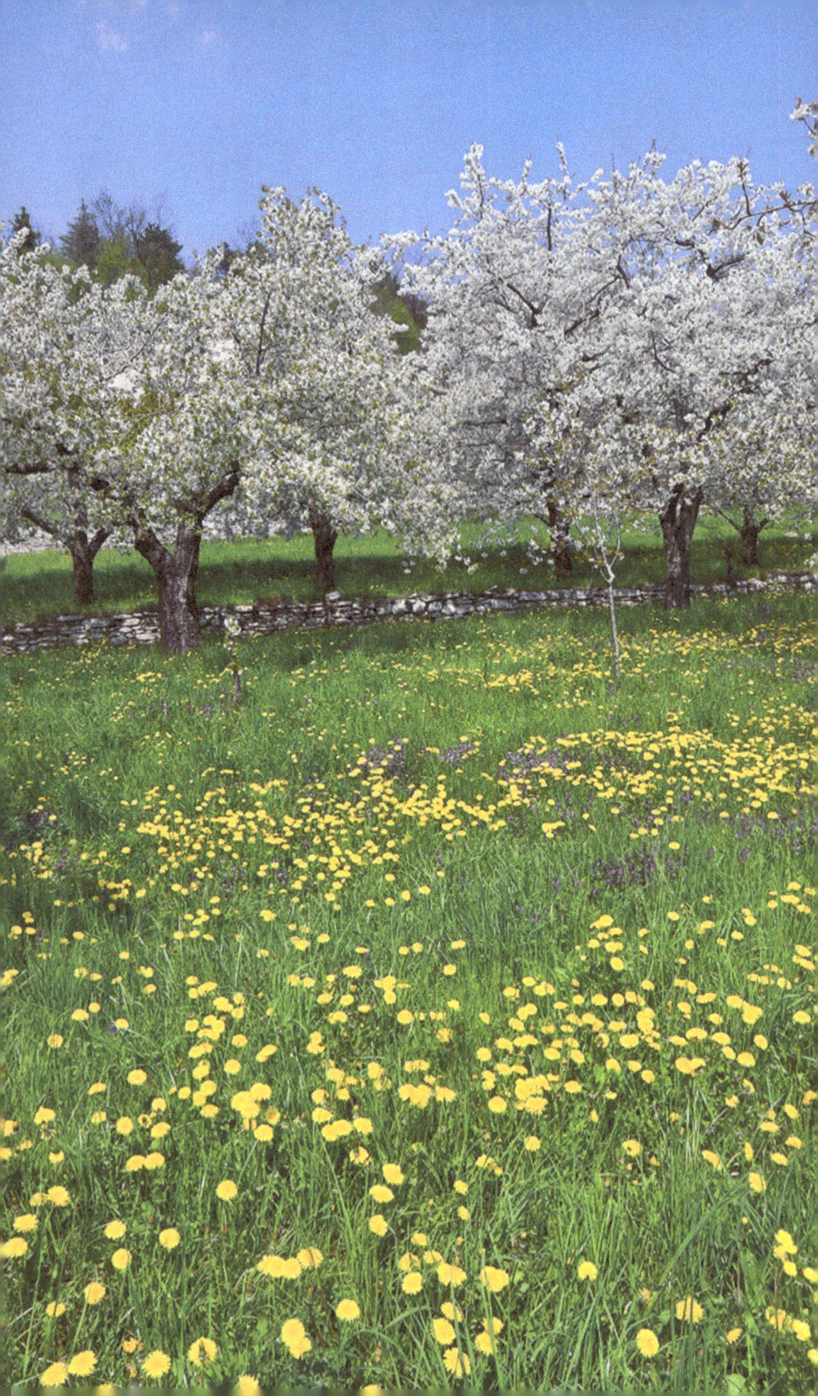

*Diventa quello per cui*
*sei stato concepito.*

**Le pause sono come i**
**piccoli viaggi dell´eroe.**

*Ti conducono al tuo*
*vero compito.*

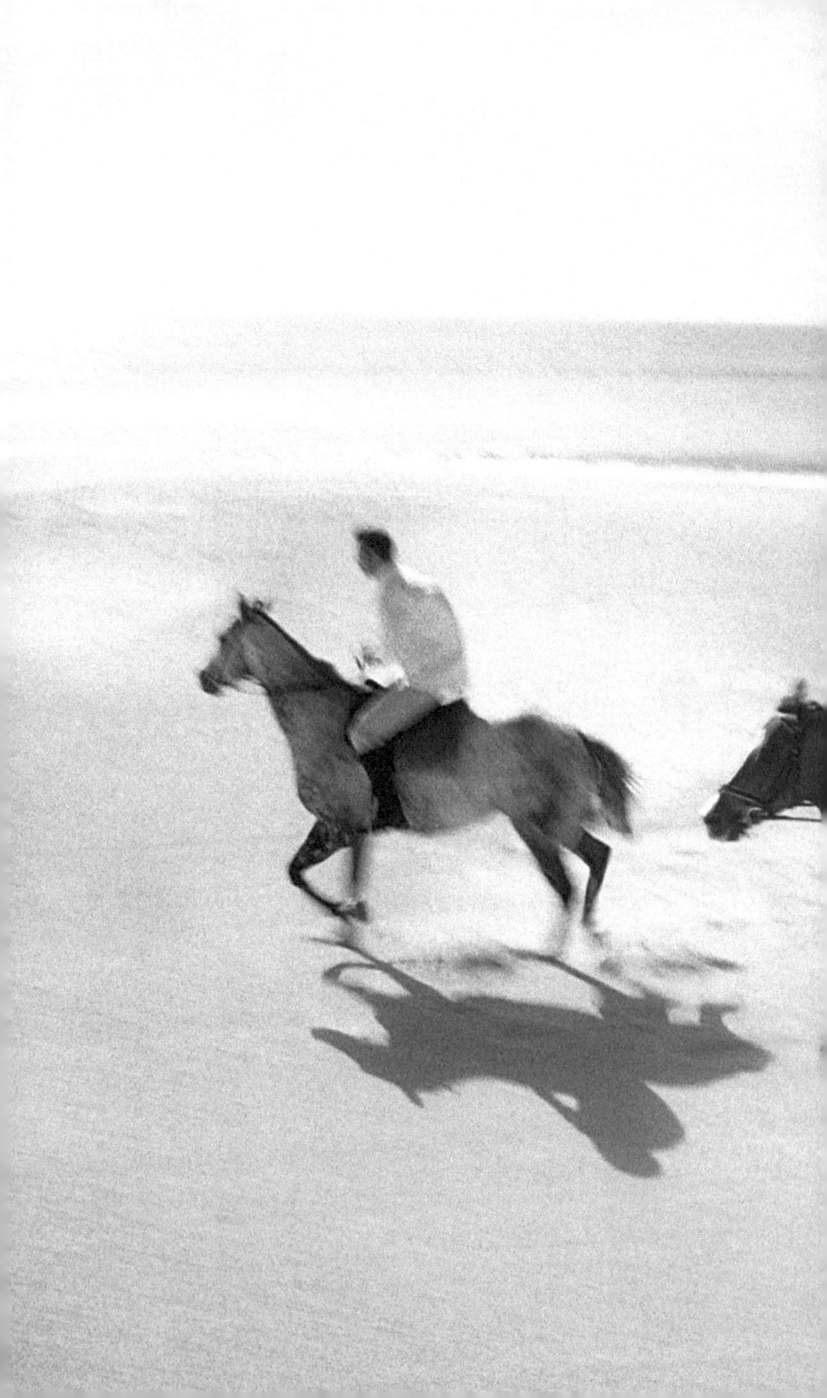

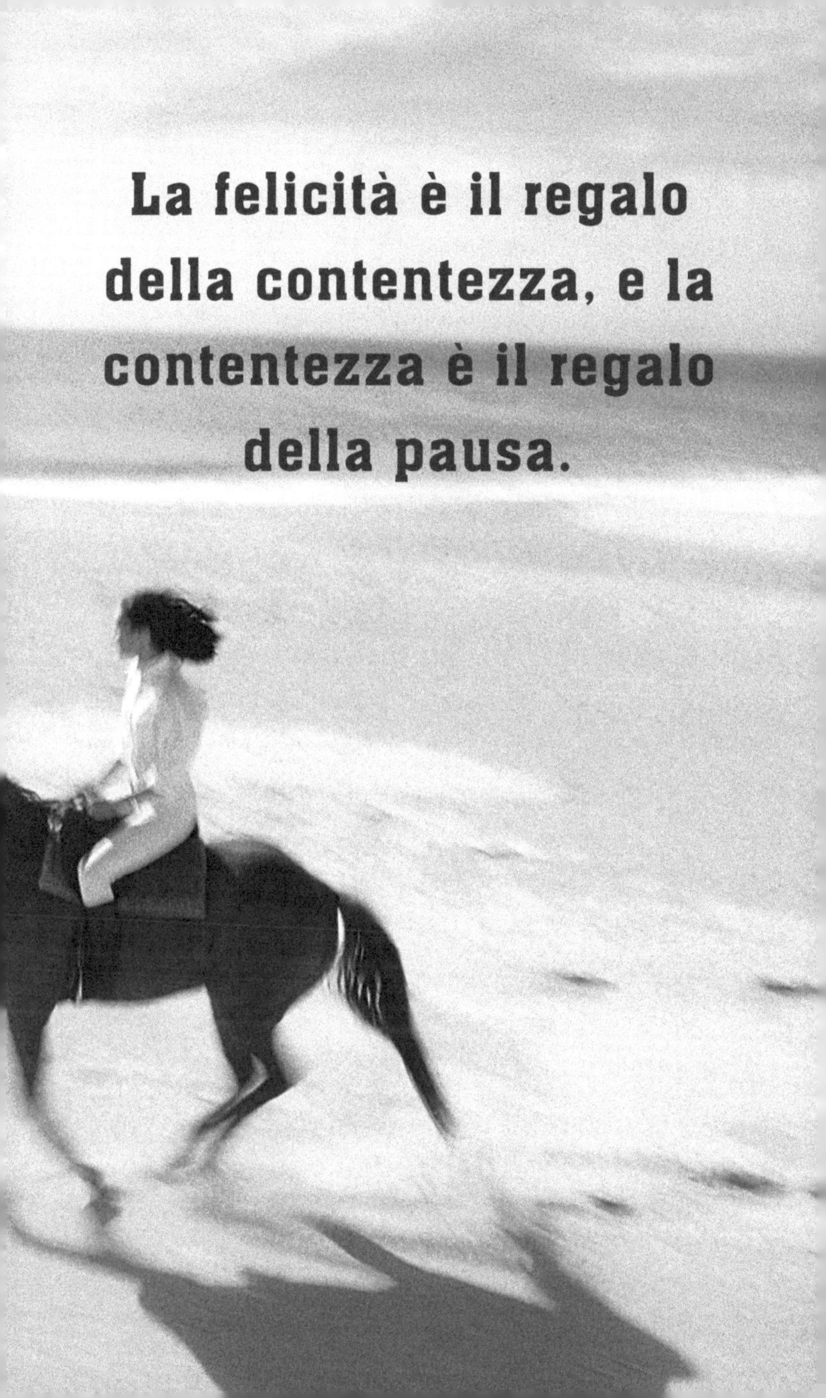
La felicità è il regalo
della contentezza, e la
contentezza è il regalo
della pausa.

*Dal respiro riconosci*
*se una persona vive*
*o viene vissuta.*

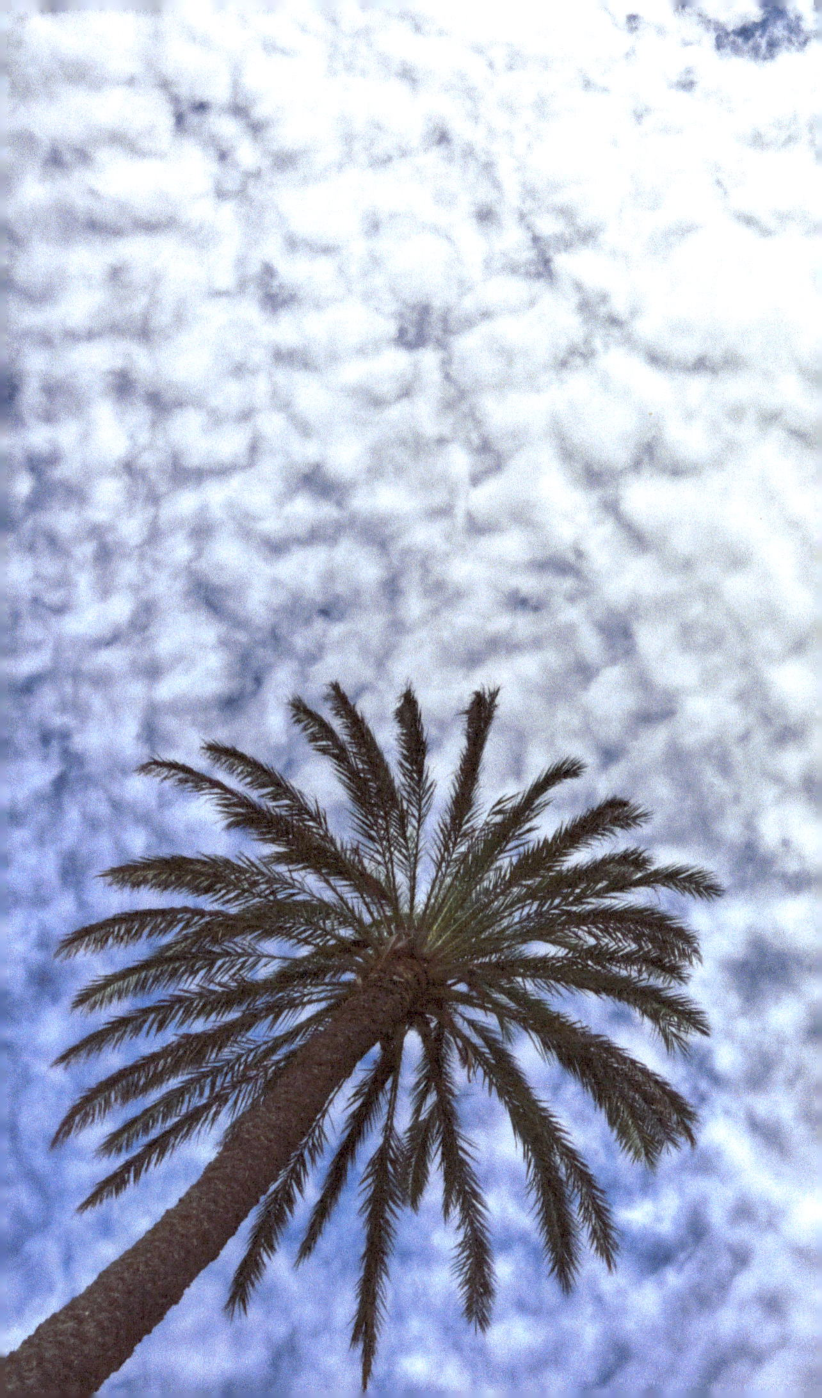

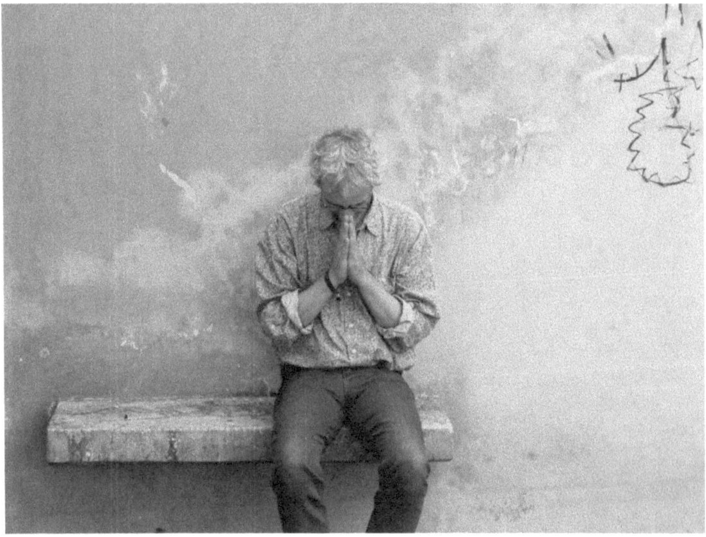

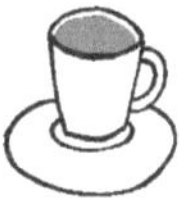

*Il dono più grande*

*della pausa è un* GRAZIE

*colmo di stima!*

## Fonti iconografiche

Seconda di copertina Thinkstock/Hemera, Terza di copertina istockphoto/© Ina Peters, Pagina 3 © AST49/photocase.com, Pagina 7 © mem-film.de/photocase.com, Pagina 10 Thinkstock/Brand X Pictures, Pagina 15/16 istockphoto/© Luboslav Tiles, Pagina 19 istockphoto/© Vladimir Piskunov, Pagina 23/24 © steffne/photocase.com, Pagina 29 Thinkstock/iStockphoto, Pagina 32 Thinkstock/Digital Vision, Pagina 35/36 Thinkstock/iStockphoto, Pagina 41 Thinkstock/BananaStock, Pagina 45/46 Thinkstock/Hemera, Pagina 49 Thinkstock/Goodshoot, Pagina 53/54 Thinkstock/iStockphoto, Pagina 57 fotolia/© mariesacha, Pagina 62 fotolia/© oreundici, Pagina 63 Thinkstock/Goodshoot, Pagina 71 Thinkstock/Hemera, Pagina 76 Thinkstock/iStockphoto, Pagina 79/80 istockphoto/© Ingmar Wesemann, Pagina 81 Thinkstock/iStockphoto, Pagina 84 istockphoto/© Blend_Images, Pagina 85 istockphoto/© Peter-John Freeman, Pagina 87/88 istockphoto/© Ingmar Wesemann, Pagina 89 HerrSpecht/photocase.com, Pagina 92 fotolia/© felinda, Pagina 93 istockphoto/© Valentin Casarsa, Pagina 96 Thinkstock/iStockphoto, Pagina 97 istockphoto/© Flavio Vallenari , Pagina 99/100 Thinkstock/Photodisc, Pagina 102 Thinkstock/Hemera, Pagina 103 © micjan/photocase.com

FSC
www.fsc.org
MIX
Papier | Fördert
gute Waldnutzung
FSC® C083411

Kolibri 360 GmbH
Ferdinand-Jühlke-Straße 7
99095 Erfurt, Deutschland
produktsicherheit@kolibri360.de